W0220821

VACCINS

PETIT GUIDE PAR TEMPS DE COVID

Carnets parallèles

Des livres qui passent de poche en poche, comme des carnets sur lesquels on peut griffonner au gré de la lecture : voilà ce qu'ont dit les fées sur le berceau de cette petite collection souple, née de la volonté de voir la pensée circuler, le plus loin possible, sous le manteau ou dans la manche, suivant le pas alerte de lecteurs occupés à faire commerce d'idées, à débattre, à se raconter des histoires, à jouer et à apprendre.
Une petite collection à cheval entre les idées et le pratique, résolument vivante et amusante, qui rend concrètes les grandes questions.
On y entre, en somme, par la petite porte, pour en sortir par la grande.

ISBN : 978-2-85061-084-4
© Premier Parallèle, 2021
Tous droits réservés
www.premierparallele.fr

Lise Barnéoud

VACCINS
PETIT GUIDE PAR TEMPS DE COVID

Illustrations de Chloé Bouchaour

Édition mise à jour

Premier Parallèle

INTRODUCTION

> Une crise ne devient catastrophique que si nous y répondons par des idées toutes faites.
>
> Hannah Arendt

Écrire sur les vaccins en temps normal n'est déjà pas chose aisée. En parler par temps de pandémie relève du défi. Idolâtrés par les uns, voués aux gémonies par les autres, les discours se crispent, les visions se polarisent. Résultat : les vaccins échappent au discours scientifique, happés par d'autres logiques. Pourtant, et plus que jamais, il est nécessaire de comprendre – non pas croire, mais comprendre. Comprendre la façon dont agissent les différents vaccins, les enjeux de chacune des vaccinations, leurs avantages et leurs inconvénients, à l'échelle tant individuelle que collective, à court comme à long terme.

De cette (nouvelle[1]) plongée dans l'histoire des maladies infectieuses et de leurs vaccins, depuis la variole jusqu'au Covid-19, je retiens deux grandes « leçons ». Deux leçons mises en abyme par la pandémie actuelle : l'exigence de solidarité et l'exigence de nuance. Certes, pas une solidarité béate ou une nuance tiède, mais une solidarité réfléchie, une nuance exigeante. Telles sont les deux boussoles de ce guide des vaccins écrit par temps de Covid.

Leçon de solidarité

« La connaissance des maladies infectieuses enseigne aux hommes qu'ils sont frères et solidaires. Nous sommes frères parce que le même danger nous menace, solidaires parce que la contagion nous vient le plus souvent de nos semblables », écrit le médecin immunologiste Charles Nicolle en 1933 dans *Destin des maladies*

1. Pour une histoire et une réflexion plus approfondie sur les vaccins, on se reportera à mon essai *Immunisés ? Un nouveau regard sur les vaccins*, Premier Parallèle, 2017, rééd. *Les Vaccins, la science et nous*, Paris, Flammarion, coll. « Champs », 2018.

infectieuses. En 2020, la propagation fulgurante du Sars-CoV-2, de la Chine aux États-Unis en passant par la France, nous le prouve une fois de plus : nous sommes éminemment liés les uns aux autres et possédons un même socle biologique. Un socle également partagé avec nos frères d'évolution : les germes des animaux deviennent les nôtres, et vice-versa. C'est le cas pour le Covid-19 comme pour bon nombre d'autres maladies infectieuses (grippe, fièvre jaune, encéphalite à tique, Ebola, Sida, peste…). « Nous sommes aussi, à ce point de vue, quels que soient nos sentiments vis-à-vis d'eux, solidaires des animaux », poursuit Charles Nicolle. Grignoter sur le territoire des bêtes sauvages, en entasser d'autres par millions dans des fermes, nous conduit inévitablement à des mélanges de miasmes guère souhaitables. De leur sort dépend aussi le nôtre.

Cette interdépendance interroge inévitablement nos rôles individuels dans ce brassage microbien. Puisque nous participons à la circulation de ces germes, chacun porte une part de responsabilité dans le sort des autres. Les maladies contagieuses obligent à nous penser non seulement en tant qu'individu, mais aussi en tant que membre d'un collectif. Mais où commence notre responsabilité ? À quel point l'évolution d'une épidémie dépend-

elle de nos comportements ? L'échelle d'une épidémie, et pire encore d'une pandémie, paraît si vaste que l'action individuelle semble souvent dérisoire, trop diluée.
En miroir du monde microbien, les vaccins questionnent aussi cette notion de solidarité, comme s'ils en testaient les limites. Prenons le cas des vaccins contre le Covid-19. Durant leur développement, qui s'est fait à la vitesse de l'éclair (voir illustration p. 205), les critères d'efficacité des études de phase 3 portaient sur les cas graves et les cas symptomatiques. Autrement dit, leur efficacité était mesurée à l'aune d'une protection individuelle. Après leur utilisation à large échelle, des études ont montré que les premiers vaccins autorisés possèdent également une autre dimension plus collective : en diminuant la charge virale des personnes vaccinées, ils permettent également de réduire le risque de contamination, de casser les chaînes de transmission. Dès lors, l'enjeu n'est plus seulement de se protéger, mais aussi de protéger les autres, en particulier lorsque l'on est en contact avec des personnes fragiles (notamment immunodéprimées) ou âgées, chez qui le vaccin est souvent moins efficace. À l'échelle d'un pays, l'objectif est de vacciner suffisamment de personnes pour que

le virus ait de plus en plus de mal à trouver sa route parmi les gorges non immunisées. Selon les estimations, et selon les performances des vaccins et la contagiosité des différents variants du virus, il faudrait que 60 à 90 % de la population soit vaccinée pour atteindre cette désormais fameuse immunité collective. Mais jusqu'où doit-on aller pour y parvenir ? Faut-il rendre cette vaccination obligatoire ? Faut-il vacciner également les enfants, quand bien même ils n'auraient rien à y gagner individuellement ? Est-ce faire preuve de solidarité intergénérationnelle que de leur faire porter le risque, aussi infime soit-il, d'une vaccination généralisée pour lutter contre une maladie qui touche avant tout les personnes âgées ? (voir p. 207-209)

La politique vaccinale d'un pays reflète ces débats. Elle raconte en creux ses valeurs, sa façon de faire société. Lorsque les vaccins anti-Covid ont été disponibles, les États ont adopté des stratégies différentes. Certains ont ciblé prioritairement les transmetteurs, notamment le personnel soignant, dans un objectif de protection collective. La plupart ont choisi de se préoccuper d'abord de la protection individuelle, en vaccinant les personnes risquant le plus de mourir. C'est le cas de la France, où la vaccination a débuté dans les

Ehpad. Puis, dès lors que les vaccins ont été plus disponibles et se sont avérés efficaces pour réduire la transmission, de nombreux pays, dont la France, ont eu pour ambition de contrôler l'épidémie via l'immunité collective. D'où les campagnes de vaccination à destination des 12-18 ans, voire des plus jeunes dans certains pays, pour atteindre le seuil d'immunité collective. Toutefois, durant l'été 2021, cette approche s'est vue remise en cause suite à la propagation du variant Delta, beaucoup plus transmissible que les variants précédents et contre lequel les vaccins semblent moins efficaces. Avec un tel variant, le seuil d'individus immunisés nécessaire pour empêcher la propagation du virus dépasse probablement les 90 %, ce qui apparaît difficilement atteignable.

Autre leçon de solidarité : pour qu'ils puissent jouer leur rôle de prévention collective, les vaccins doivent être accessibles à tous. Or, les prix élevés des vaccins développés durant les dernières décennies limitent leur utilisation dans certaines parties du monde. La situation avec le Covid est particulière : certes, les premiers vaccins ont été accaparés par une poignée de pays riches, qui ont pu avancer des sommes considérables pour les réserver. Mais force est de reconnaître qu'à ce moment-là, il s'agissait aussi des pays les plus touchés par l'épidémie (notamment les États-Unis et le Royaume-Uni). Il y a toutefois fort à parier que le même déséquilibre aurait été constaté quel que soit l'épicentre de l'épidémie. La solidarité à l'échelle internationale n'est guère fonctionnelle. Pourtant, lutter contre un germe infectieux nécessite une approche globale. À quoi bon ne vacciner que quelques pays riches en laissant le virus circuler ailleurs, lui permettant éventuellement de muter jusqu'à acquérir une plus grande virulence, voire de résister aux vaccins ?

Leçon de nuance

La seconde grande leçon que nous enseignent les maladies infectieuses et les vaccins est celle de la nuance. Aussi contre-intuitif que cela puisse paraître, les microbes abhorrent la radicalité. S'ils ne faisaient que tuer, ils se condamneraient également. L'idéal pour un microbe est d'infecter sans faire trop de dégâts, afin de conserver vivant son hôte et de pouvoir ainsi se propager non seulement à l'échelle microscopique, au sein des cellules, mais aussi à l'échelle macroscopique, d'individu en individu, voire d'espèce en espèce. Il s'agit pour lui d'éviter les extrêmes avec, d'un côté, les espèces impossibles à infecter et, de l'autre, les espèces tellement sensibles qu'elles en meurent immédiatement. Le Sars-CoV-2 excelle dans cette approche : au moins un tiers des infections – plus de la moitié selon certaines études – ne s'accompagne d'aucun symptôme. Et lorsqu'elles en déclenchent, la palette des formes cliniques est, là aussi, particulièrement variée : de simples maux de tête jusqu'à l'asphyxie, en passant par la perte du goût ou de l'odorat ou encore des problèmes gastriques. Une diversité qui s'explique à la fois par la variabilité des souches du microbe, mais aussi par les caractéristiques propres à l'hôte infecté. C'est dans cette relation hôte-pathogène, cette confrontation physique avec l'altérité, qu'émergent ces formes de nuance. Et c'est peut-être ce qui manque aujourd'hui aux hommes, de plus en plus retranchés derrière la radicalité et le dogmatisme.

La nuance se lit aussi dans l'infinie variété des processus d'infection, dans le vaste répertoire des astuces microbiennes permettant de piéger notre système immunitaire. Aucune voie toute tracée n'existe : chaque pathogène emprunte des chemins de traverse patiemment balisés au fil de l'évolution. Et ce qui favorisait les épidémies de peste du Moyen Âge n'est plus opérant pour les microbes du XXIe siècle, désormais exposés

aux antibiotiques. Il leur faut donc sans cesse se renouveler, se réinventer. Apprendre à tâtons.
De même, notre système immunitaire, archétype de la tolérance, semble bannir toute forme de radicalité. Éternellement confronté aux éléments du monde extérieur, il n'agit pas telle une armée qui refoulerait systématiquement chaque intrus hors de ses frontières. Nous serions alors sans cesse en état d'alerte maximale. Non seulement il tolère le passage de bon nombre d'entre eux, mais il accepte aussi d'intégrer, au sein même de notre organisme, des milliers de résidents « étrangers ». On pense immédiatement aux bactéries qui peuplent nos intestins, mais cette hospitalité va bien au-delà : plus de la moitié des cellules que nous portons appartiendraient à d'autres organismes vivants. Des hôtes devenus au fil du temps tout à fait indispensables à notre bon fonctionnement.
La vaccination est, elle aussi, une recherche d'équilibre. Au fond, ne pourrait-on pas la représenter comme une forme de pacte, d'alliance, avec le camp ennemi ? Nous acceptons d'introduire à l'intérieur de notre organisme des pathogènes, ou certains de leurs éléments, dans l'espoir de nous en protéger. En liant notre existence à celle du monde microbien, la vaccination nous permet de vivre avec lui un peu plus paisiblement.

Et ce pacte se décline en bien plus que cinquante nuances. Exactement comme le font les microbes, les vaccins empruntent différentes astuces, selon leur contenu ou la manière dont ils sont introduits dans l'organisme. Certains contiennent des germes entiers, d'autres uniquement des protéines de surface, d'autres encore seulement quelques microgrammes d'ARN. Certains s'injectent dans le muscle, d'autres sous la peau, d'autres sont administrés en spray nasal ou sous forme de gouttes à avaler. Cette pluralité était peu visible jusqu'à présent. Les différents vaccins anti-Covid les mettent en lumière : chacun fonctionne de manière particulière. Exactement comme les médicaments. Une telle approche ne peut souffrir de postures radicales ; elle réclame au contraire des analyses au cas par cas. Des analyses nuancées, qui pointent les victoires et les échecs.

Car ici encore, tout est question d'équilibre. Chaque vaccin possède sa propre balance bénéfice/risque. Ses propres balances, devrait-on dire. Car elles sont nombreuses et évoluent au fil du temps. On peut les évaluer à l'échelle d'un individu, d'une population ou d'une nation. Les appréhender en fonction du risque de formes graves de la maladie, du risque d'hospitalisation, du risque de contamination. Les penser sur quelques années ou sur un temps plus long. Parfois, selon les critères choisis, ces balances ne penchent pas du même côté. Ce qui soulève alors d'innombrables questions éthiques et philosophiques. Les vaccins ne relèvent décidément pas du seul domaine médical.

Enfin, la nuance oblige aussi à admettre que la vaccination ne saurait être *la* solution parfaite contre les maladies infectieuses. En vérité, toute recommandation vaccinale est un choix, un choix dont la pertinence évolue en fonction de l'épidémiologie, des autres solutions thérapeutiques ou préventives, des facteurs économiques ou encore des priorités d'une nation. Même en période pandémique, les vaccins ne sauraient être considérés comme l'unique recours. Ou alors, seulement dans une vision à court terme. Car ce solutionnisme technologique nous aveugle sur le vrai problème : pourquoi assiste-t-on de plus en plus fréquemment à l'émergence de pandémies ? En plus de prévenir les infections, ne pourrait-on pas chercher à prévenir l'apparition de ces nouveaux pathogènes ? Si les microbes font partie de notre écosystème à l'échelle microscopique, ne sommes-nous pas nous-mêmes des pathogènes à l'échelle macroscopique ? Pourrait-on dès lors s'inspirer de notre système immunitaire et de nos vaccins pour repenser nos relations aux autres espèces vivantes ?

Le Covid-19 aura au moins eu ce mérite : placer l'immunité et les vaccins au cœur des discussions, du sommet de l'État aux tablées familiales. Ce guide vise précisément à éclairer ces débats, à donner des clés de lecture pour en comprendre toutes les nuances. L'objectif n'est évidemment pas de se substituer aux autorités sanitaires, encore moins de recommander ou de déconseiller tel ou tel vaccin. Il s'agit de rassembler les informations nécessaires à une bonne compréhension des enjeux et des spécificités des principales vaccinations proposées aujourd'hui en France et de comprendre, autant que possible, ce qui se joue dans l'irruption des vaccins contre le Covid-19. Il ne s'agit pas d'un guide au sens directif du terme, qu'on vous demanderait de suivre aveuglément. Mais un guide au sens didactique, qui expose les faits en termes accessibles, sans cacher les incertitudes, sans enjoliver les bénéfices.

« L'équilibre est un effort et un courage de tous les instants », écrivait Albert Camus. Si notre système immunitaire et les microbes y parviennent, pourquoi pas nous ?

DE LA VARIOLE AU COVID, L'AVENTURE DES VACCINATIONS

Les vaccins ont façonné l'histoire humaine, dit-on. Mais l'inverse est tout aussi vrai : l'Histoire a façonné nos vaccins. Ces derniers sont le fruit d'une longue aventure, qui remonte, si l'on en croit certains auteurs, à plus d'un millénaire. Une aventure scientifique et humaine, une aventure politique aussi. Avec de nombreux obstacles et dilemmes éthiques, avec sa part inhérente de mystère et de danger. Une aventure loin d'être terminée. Peut-être même n'en sommes-nous qu'aux prémices, compte tenu des nouvelles technologies mises au point pour faire face à la pandémie de Covid-19.

Risquer sa vie pour ne pas la perdre. Telle est l'équation primitive de toute cette aventure – sa préhistoire, pourrait-on dire. C'est avec la variole que tout démarre. Moins dangereuse que la peste ou le typhus, exonérée de tout opprobre à la différence de la lèpre ou de la syphilis, la variole se prêtait mieux qu'aucune autre maladie aux premières tentatives de prévention artisanale. Très répandue au Moyen Âge, elle pouvait toucher 80 % de la population et tuer jusqu'à un tiers des malades durant les épidémies. Lorsqu'elle ne tuait pas, elle défigurait, certaines victimes devenant aveugles ou sourdes. Mais ces survivants, avait-on observé, possédaient un sacré avantage : ils étaient protégés lors des épidémies ultérieures. « Immunisés contre la variole », dirions-nous aujourd'hui. À l'époque, ce terme, qui vient d'*immunis*, signifiait « exempt de charges ou de devoirs ». Immunité royale, immunité des souverains ou des évêques, immunité des lieux sacrés… Autant de privilèges et de dérogations au droit commun. L'immunité biologique représente effectivement un privilège, une dérogation aux lois de la nature, en ce sens qu'elle nous protège des pathogènes et nous affranchit de leurs funestes conséquences.

De cette observation naît, dans plusieurs cultures et à différentes époques, la variolisation. Son principe est simple : on choisit tout d'abord un variolisé pas trop malade, touché par la « variole de Dieu », comme on disait en Algérie. Puis on partage ses germes, en portant ses vêtements, en inhalant ses croûtes ou en introduisant du pus directement sous la peau grâce à une petite entaille. Ces techniques sont extrêmement périlleuses. Au XVIIIe siècle, on compte un décès pour 50 à 250 variolisations ! Un risque cependant largement compensé par les bénéfices : l'inoculation reste en effet moins dangereuse que la « vraie » variole. D'un point de vue purement statistique, le risque de perdre son enfant à cause d'une inoculation est donc inférieur à celui de le perdre de la maladie. Pour autant, cette approche pose un choix cornélien aux parents, entre une prise de risque immédiate *versus* un intérêt hypothétique et lointain. Un choix loin d'être évident. Ces premières évaluations bénéfice/risque marquent ainsi les débuts de la « vaccinologie », la science des vaccins au sens large. Une science fondamentalement indissociable des aspects culturels, éthiques et politiques.

Première rupture : la vaccine

À la fin du XVIIIe siècle survient une première rupture technologique, une innovation issue du monde paysan et des vaches en particulier. C'est d'ailleurs de là que vient le mot vaccin, *vacca* signifiant vache en latin. On avait remarqué qu'une maladie bénigne des vaches, appelée vaccine, pouvait se transmettre aux hommes et engendrer quelques pustules, parfois un peu de fièvre et des vomissements, rarement plus. Une sorte de petite variole salutaire, car, d'après les paysans, elle protégeait ensuite de la variole humaine. Un médecin de campagne anglais, Edward Jenner, voulut en avoir le cœur net. Il décide de tester cette hypothèse en introduisant dans le bras d'un jeune enfant du pus prélevé sur une fermière infectée. Le garçon déclare quelques pustules. Deux mois plus tard, Jenner lui inocule cette fois le virus de la vraie variole – une expérimentation totalement impensable de nos jours… Fort heureusement pour l'enfant, et pour la suite de notre aventure, l'inoculation n'entraîne aucune éruption typique de la maladie. Il est immunisé ! Ce virus des vaches, proche de celui de la variole, protège bel et bien les individus de la forme humaine de la maladie.

En outre, cette protection peut s'obtenir en utilisant la substance issue des pustules des personnes fraîchement vaccinées. Autrement dit, une première vaccination suffit pour lancer une chaîne d'immunisation, de bras à bras, sans nul besoin d'avoir sous la main une vache ou un paysan contaminé par la vaccine. La technique est simple, mais l'innovation, immense. Très vite, la variolisation se répand dans une grande partie du monde.

Cette nouvelle technique a beau être plus sûre que la précédente, elle devient cependant très vite l'objet de violentes critiques, notamment de la part de médecins qui pratiquaient la variolisation. Le transfert de fluide de l'animal à l'homme suscite de nombreux fantasmes ; le mélange des sangs, notamment avec celui des classes sociales inférieures, effraie. Cette « dangereuse nouveauté » serait « un délit commis contre la nature », elle entraînerait inéluctablement une « décrépitude de l'espèce humaine[2] ». Les vaccinophobes, un mot forgé dès cette époque, se plaignent d'être censurés par la presse, accusent

---

2. Lire notamment *Antivax. La résistance aux vaccins du XVIIIe siècle à nos jours*, de Françoise Salvadori et Laurent-Henri Vignaud, Vendémiaire, 2019.

les vaccinateurs de profiter financièrement de cette nouvelle activité, dénoncent des mensonges d'État et des complots visant à augmenter le bien-être des riches tout en paupérisant encore plus la classe ouvrière. Face à ces critiques, on voit apparaître une frange de la population résolument vaccinophile. Certains vont jusqu'à dissimuler les inévitables cas d'accidents vaccinaux et à nier les échecs pour ne pas alimenter la défiance naissante. Autant de postures qui ne nous sont pas étrangères aujourd'hui encore…

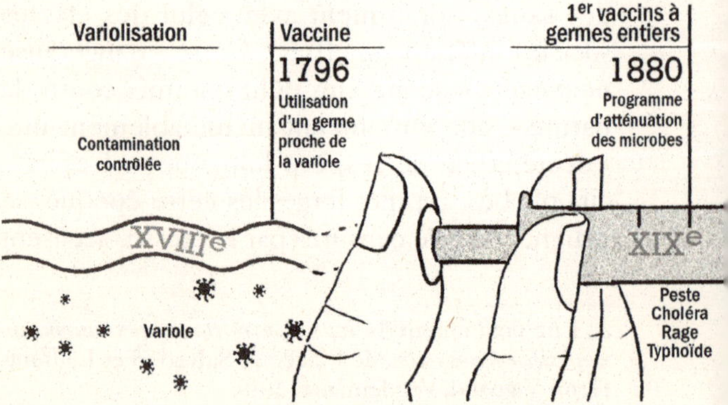

De la variolisation aux vaccins à ARN

Pasteur entre en scène

La deuxième rupture intervient un siècle plus tard, avec Louis Pasteur. Si Jenner avait procédé par intuition, Pasteur emprunte le chemin inverse. Il part d'un postulat : chaque maladie est causée par un microbe qui peut être affaibli, puis utilisé comme la vaccine, à titre préventif, pour s'immuniser contre une possible infection ultérieure. Dès lors, l'objectif consiste à trouver les « recettes » qui permettront de rendre les

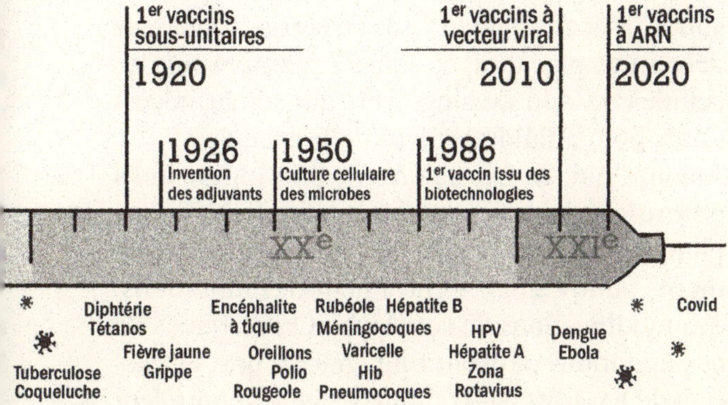

germes inoffensifs tout en conservant leur pouvoir protecteur. Rapidement, deux approches se profilent. Tout d'abord, la voie privilégiée par Pasteur, celle qui conduit à atténuer la virulence des pathogènes. Pour cela, plusieurs techniques apparaissent : on infecte un organe animal qu'on expose ensuite à l'oxygène de l'atmosphère ou à la chaleur ; on lui adjoint des antiseptiques ou d'autres produits chimiques ; on infecte en série des animaux ; on fait passer le liquide mortifère sur des dizaines de tranches de pommes de terre, etc. À un moment précis, différent pour chaque pathogène, le microbe perd sa virulence. Comme si, exténué par toutes ces expérimentations, il abandonnait la lutte et acceptait son sort. Il a ainsi fallu infecter 136 poussins les uns après les autres pour atténuer le virus de la rage. Quelques décennies plus tard, ce sont 77 passages sur des cellules de rein de singe vert qui seront nécessaires pour affaiblir le virus de la rubéole.

Aujourd'hui, le fait qu'un microbe puisse ainsi perdre sa virulence et devenir inoffensif s'explique : ces expositions répétées à des environnements contraignants entraînent des mutations, des modifications de son ADN. Or, certaines de ces mutations peuvent finir, grâce à une succession de hasards, par éteindre les gènes contrôlant sa virulence (d'autres mutations viennent au contraire l'accroître, c'est tout le problème actuel avec les variants du Sars-CoV-2). L'avantage de ces vaccins, c'est qu'ils miment parfaitement la maladie et installent une immunité puissante et à long terme. Le problème, c'est qu'ils miment parfois si bien la maladie… qu'ils la déclenchent ! Et ce n'est pas tout : si ces microbes atténués survivent suffisamment longtemps, ils sont susceptibles de subir de nouvelles mutations jusqu'à, hasard des hasards, retrouver leur virulence d'antan. C'est notamment le cas du vaccin vivant contre la poliomyélite (voir p. 115), non utilisé en France.

La deuxième approche consiste à tuer carrément le microbe, à le transformer en matériel biologique inactif. Au début des expériences pastoriennes, on pensait qu'il fallait nécessairement un germe vivant pour obtenir une immunité efficace sur le temps long. Mais on s'est bientôt rendu compte, notamment avec la fièvre typhoïde, que même un pathogène mort (on dit aussi inactivé), tué chimiquement ou physiquement, faisait l'affaire. L'avantage provient du fait qu'il est plus simple de tuer un microbe que de l'atténuer. Et une fois mort, aucun risque de mutation, et donc de retour de la virulence. Mais il y a un inconvénient : la réponse immunitaire est moins forte et il faut bien souvent plusieurs injections avant d'être protégé correctement.

La partie pour le tout

Une troisième approche apparaît dans les années 1920, qui deviendra prédominante par la suite. Elle consiste à n'utiliser que certains éléments du microbe, et non plus le germe entier. Cette innovation découle tout d'abord d'une observation plus ancienne : chez les victimes de la diphtérie, seule la gorge contient des microbes contagieux, alors que bien d'autres organes présentent des lésions. Et pour cause : cette bactérie n'agit pas seule (voir p. 77). Elle sécrète une puissante toxine qui bloque l'activité des cellules. À la fin du XIXe siècle, on a découvert que les animaux ayant reçu de faibles doses de ces toxines fabriquaient dans leur sang des molécules capables de contrecarrer leurs effets. Pendant plusieurs années, on a récupéré ce plasma sanguin d'animaux, le plus souvent de chevaux, pour soigner les personnes victimes de diphtérie. Jusqu'à ce que Gaston Ramon découvre, dans les années 1920, que l'on peut atténuer directement les toxines avec une faible quantité de formol. Exactement comme pour les microbes entiers, ces toxines perdent alors leur virulence ; et lorsqu'elles sont injectées chez l'animal, elles déclenchent tout de même la production des fameuses molécules neutralisantes. Ces toxines inactivées, que Ramon nomme antitoxines, seront ensuite utilisées comme vaccins. Quelques années plus tard, selon la même approche, un vaccin contre le tétanos est mis au point. C'est le début des vaccins dits sous-unitaires, qui ne contiennent que quelques fragments de microbe ou des éléments issus de microbes (comme les toxines).

Les années qui suivent voient le développement de procédés de fragmentation et de purification qui permettent de se débarrasser des protéines internes des bactéries et de n'en conserver que quelques éléments, majoritairement issus de leur enveloppe. Ces derniers suffisent en effet à déclencher une réponse immunitaire protectrice. Ces vaccins sont mieux tolérés que les précédents. Ils génèrent moins de douleurs, de fièvre ou de vomissements, moins de complications sérieuses aussi. Par exemple, les premiers vaccins contre la coqueluche contenaient la bactérie entière, inactivée. Outre la fièvre et la douleur, ils déclenchaient des convulsions (60 cas pour 100 000) voire des complications neurologiques graves, dont certaines étaient irréversibles. Les vaccins que nous utilisons aujourd'hui ne contiennent que quelques éléments de l'enveloppe de la bactérie (voir p. 73). Ils provoquent globalement trois fois moins d'effets secondaires comme la fièvre ou la douleur, et les réactions graves sont inférieures à 1 cas pour 450 000 vaccinés.

Adjuvant, au rapport !

L'ennui, c'est que ces avancées sur le front de la sécurité se font aux dépens de l'efficacité. Les vaccins sous-unitaires induisent en effet une immunité moins forte et de plus courte durée que les vaccins à germes entiers. C'est là le grand revers de la médaille des vaccins modernes : pour éviter au maximum les effets secondaires, ils ne contiennent plus que quelques molécules du pathogène, jusqu'à devenir quasi transparents aux yeux de notre système de surveillance. Voilà pourquoi, pour attirer l'attention de nos cellules immunitaires, des adjuvants doivent être ajoutés aux fragments de microbes.
Ce manque d'efficacité est apparu dès la mise au point du vaccin contre la diphtérie, le premier à ne plus utiliser le germe entier. Gaston Ramon lui-même s'en rend compte et met au point le

premier adjuvant. Il a en effet observé que les chevaux qui produisaient le plus d'antitoxines dans leur sang étaient ceux qui avaient développé des abcès ou d'autres réactions inflammatoires au point d'injection. Il décide alors de créer artificiellement ces abcès en ajoutant à son vaccin des substances diverses. C'est avec du tapioca stérilisé, produit à partir de racines de manioc, qu'il obtient les meilleurs résultats. Un an plus tard, un immunologiste anglais, Alexander Glenny, utilise quant à lui du sulfate potassique d'aluminium, qui se révèle également très efficace : ce sera le premier adjuvant breveté. De nos jours, la majorité des adjuvants sont encore à base de sels d'aluminium. Ils permettent non seulement d'augmenter l'efficacité de ces vaccins, mais aussi de réduire le nombre de doses nécessaires pour obtenir une bonne protection. Bien que les mécanismes en jeu ne soient pas encore parfaitement compris, il semble que les fragments de microbes viennent se coller à ces phosphates d'aluminium, formant alors des agrégats de la taille d'une bactérie entière, plus facilement repérables par les cellules de notre système immunitaire.

Pendant un siècle, les spécialistes ont estimé que ces particules d'aluminium étaient ensuite rapidement éliminées par l'organisme. Mais au début des années 2000, le médecin français Romain Gherardi et son équipe ont montré que chez certaines personnes, ces particules d'aluminium subsistaient des mois, voire des années, au niveau du point d'injection. Un peu comme un tatouage intramusculaire. Un tatouage visible uniquement au microscope, après biopsie du muscle dans lequel a été faite l'injection. On y observe comme une constellation de petits points sombres, qui correspondent à des particules d'aluminium capturées par des macrophages, les éboueurs de notre organisme. Ces particules restent-elles nichées au cœur du muscle, comme l'affirment les autorités de santé publique et la plupart des experts ? Ou bien, dissimulées à l'intérieur des macrophages, peuvent-elles migrer à travers l'organisme via le système lymphatique et sanguin, et perturber le fonctionnement de nos organes ? Cette dernière hypothèse découle des observations de l'équipe de Romain Gherardi, qui voit se succéder des patients présentant à la fois ce tatouage musculaire et un ensemble de symptômes – fatigue permanente, douleurs musculaires et différents troubles neurologiques spécifiques –, désormais regroupés sous le terme de « syndrome de fatigue chronique ». Il est possible que nous soyons là devant un biais d'observation : toute personne présentant ces symptômes ira de préférence consulter le Pr Gherardi, devenu le spécialiste national et même international du syndrome de fatigue chronique. Or qui ne se sent pas fatigué, fourbu, sujets à des oublis ou à des difficultés de concentration ? Toute la question est donc de savoir s'il s'agit simplement d'une corrélation, d'un biais d'observation, ou s'il existe bel et bien un lien de causalité entre ce tatouage et ce syndrome. En attendant, corrélation ou causalité, le signal est là : il faut donc l'explorer. Des études menées sur la souris montrent que ces particules peuvent effectivement migrer jusque dans le cerveau et s'y accumuler. Mais la barrière hémato-encéphalique qui protège théoriquement notre cerveau de toute intrusion n'est pas la même chez les souris et chez les humains. Ces études montrent également que plus les agrégats d'aluminium sont petits, plus ils migrent rapidement, ce qui pourrait plaider pour des essais avec différentes tailles de particules aluminiques dans les vaccins. Enfin, la dimension de susceptibilité génétique se précise, que ce soit chez la souris ou chez l'homme. « Nous recherchons des susceptibilités génétiques individuelles qui entraîneraient par exemple une difficulté particulière à éliminer les particules d'aluminium de l'organisme, une plus large diffusion des cellules chargées d'aluminium, ou encore un affaiblissement de la barrière hémato-encéphalique. Cela expliquerait pourquoi seul un très faible pourcentage des personnes vaccinées serait victime d'un syndrome de fatigue chronique », précise Romain Gherardi.

L'opéra immunitaire

L'exemple des adjuvants aluminiques révèle une caractéristique étonnante de toute cette aventure : les vaccins précèdent, et de loin, l'immunologie. On peut même dire que ce sont eux qui ont alimenté nos connaissances sur notre système immunitaire, et non l'inverse. Pour preuve : l'immunologie s'est développée après les débuts de la vaccination. Jusqu'à la fin des années 1950, l'immunité était encore une « boîte noire ». Et la vaccinologie, un avatar de la pifométrie. Ce n'est que durant la seconde moitié du XXe siècle qu'est apparue l'impérieuse nécessité de comprendre comment fonctionnaient nos mécanismes immunitaires. D'autant plus que certaines maladies refusaient obstinément de se laisser amadouer par un vaccin. C'est d'ailleurs toujours le cas pour le Sida ou le paludisme.

Aujourd'hui, même s'il reste encore de nombreuses inconnues, on sait (un peu) mieux comment notre corps répond à l'irruption d'un agent infectieux. Nous connaissons le déroulement de cette réponse, qui se produit sans doute quasi quotidiennement à l'intérieur de notre organisme, comme un opéra avec un chef d'orchestre, des musiciens et un personnage principal : le microbe. Dès lors que celui-ci parvient à berner les autres protagonistes, à les prendre de vitesse, l'infection démarre. Le côté fascinant de cet opéra est que chaque microbe possède ses propres combines et fourberies pour se faufiler entre les vigies de notre système immunitaire, modifiant leur partition en conséquence. Autrement dit, la recette universelle espérée par Pasteur n'existe pas. Chaque microbe étant unique, les vaccins doivent eux aussi agir différemment pour contrecarrer leur projet morbide.

Ouverture de rideau

Acte I

Le microbe entre sur la pointe des pieds. Aussitôt démarre un ballet de cellules phagocytaires, littéralement « mangeuses de cellules ». Fabriquées dans notre moelle osseuse, elles empruntent l'autoroute de notre circulation sanguine avant de bifurquer sur des routes et des chemins qui irriguent la moindre parcelle de notre corps. Ces cellules reconnaissent les intrus grâce, notamment, aux éléments caractéristiques qu'ils exhibent sur leur enveloppe extérieure, appelés antigènes. Des éléments distincts de ceux que portent nos propres cellules. Nos « gardes-frontières » n'ont alors qu'à absorber les agents infectieux et les digérer, ce qui a pour effet de déclencher la production de molécules chimiques, dont les fameuses cytokines, également capables d'attaquer ces indésirables. Une inflammation locale apparaît. C'est ce qu'on appelle l'immunité innée. Parfois, elle suffit pour mettre en échec l'infection. Mais selon la quantité de microbes, la qualité de cette réponse (qui s'affaiblit avec l'âge) ou encore les astuces mises au point par les pathogènes pour inhiber cette première étape,

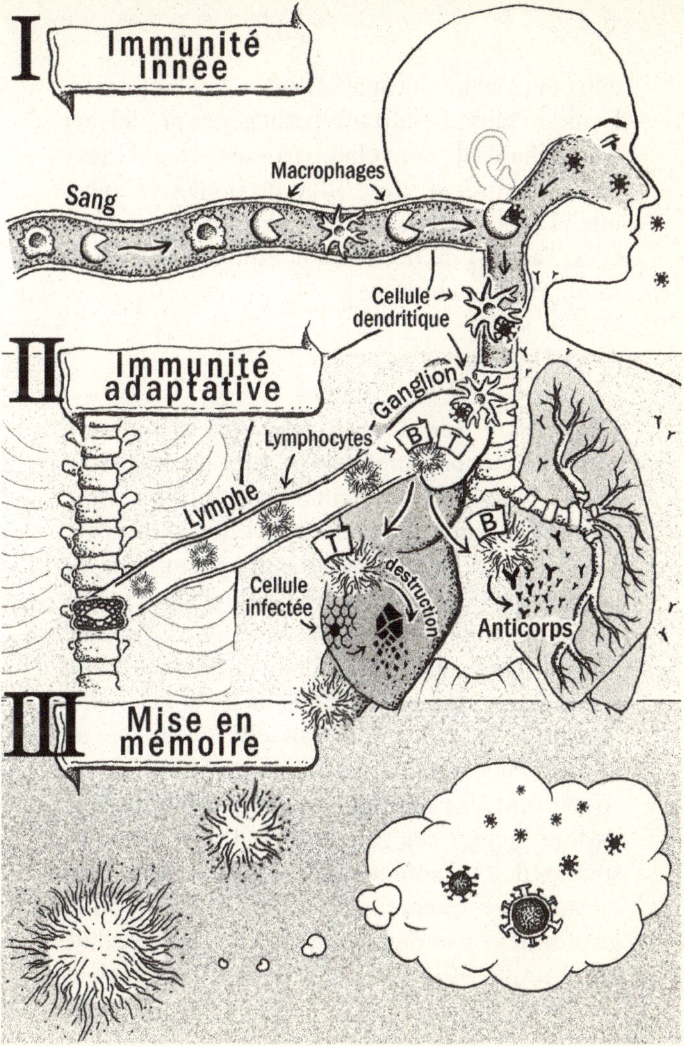

Les trois actes de notre opéra immunitaire

elle peut s'avérer incapable de bloquer l'infection. D'autant plus que certains pathogènes produisent des milliards de nouvelles particules en quelques jours, qu'il serait impossible de boulotter une à une ! Dans ce cas, une course de vitesse s'engage. C'est l'acte II de notre opéra immunitaire : l'immunité dite adaptative.

Acte II

Dans cette deuxième partie, les principaux acteurs sont nos lymphocytes. Eux aussi naissent dans la moelle de nos os, mais ils empruntent une route plus lente que celle des cellules phagocytaires : le réseau lymphatique, d'où leur nom. Ils passent en outre une bonne partie de leur temps dans les ganglions lymphatiques, ces quelque 800 petites boules disséminées sur le trajet de la lymphe, notamment en dessous de la mâchoire, dans le cou, au niveau des aisselles ou encore au pli de l'aine. D'ailleurs, lorsque les lymphocytes se mettent à se multiplier pour passer à l'action, ils font gonfler ces ganglions et l'on peut sentir sous les doigts l'annonce de l'acte II. Le Monsieur Loyal de ce théâtre, celui qui fait le lien entre le premier et le deuxième acte, c'est la cellule dendritique. Elle récupère l'antigène de l'intrus repéré par les cellules phagocytaires et l'apporte dans les ganglions, véritables agences de notre système immunitaire. Les premiers lymphocytes à analyser ce bout de microbe sont les lymphocytes T4. À partir de cet instant, ces cellules deviennent les chefs d'orchestre et amorcent un prodigieux *crescendo*. En fonction des informations reçues des cellules dendritiques, elles définissent avec quelles nuances elles vont solliciter deux catégories d'artistes lyriques : les lymphocytes B, producteurs d'anticorps, et les lymphocytes T8, dits tueurs.

Contrairement à une symphonie où tout est parfaitement écrit et interprété, notre opéra immunitaire est régi par l'imperfection et le hasard. L'imperfection du processus de réplication de l'ADN, qui entraîne des petites erreurs génétiques durant la multiplication de ces cellules. Et le hasard, qui fait que ces erreurs peuvent finir par modifier les structures extérieures des lymphocytes de telle sorte qu'elles s'emboîtent parfaitement dans la structure de l'antigène apporté par la cellule dendritique. Un peu comme un serrurier qui copierait des centaines de clés les unes à la suite des autres, jusqu'à ce que l'une d'entre elles, légèrement différente, rentre enfin dans la serrure. Ces clés sont les anticorps. Les lymphocytes B en produisent des milliers. Certaines filent dans le sang : les IgG ou les IgM. Ce sont les molécules préférées des vaccinologues, qui les utilisent bien souvent comme indicateurs exclusifs de notre réponse immunitaire et de l'efficacité vaccinale. Il suffit en effet d'une prise de sang pour les repérer. On parle ici d'immunité humorale (dans le sang). Mais il existe une autre catégorie d'anticorps, moins visible, mais tout aussi importante, les IgA, qui agissent essentiellement dans les muqueuses. C'est l'immunité mucosale.

Les lymphocytes T8 jouent une partition un peu différente, plus engagée, pourrait-on dire. Pour reprendre l'analogie du serrurier, ils conservent quant à eux leur clé magique autour du cou et se baladent ensuite dans la lymphe et le sang. Contrairement aux anticorps des lymphocytes B, cette clé ne leur permet pas de repérer le pathogène en promenade dans notre corps. Elle leur permet de détecter les virus planqués à l'intérieur de nos cellules, invisibles à nos anticorps circulants. Dans ce cas, les lymphocytes T8 y vont *forte* : ils détruisent les virus, mais aussi les cellules infectées. On appelle cela l'immunité cellulaire.

Acte III

Ce dernier mouvement marque le retour au calme. Les lymphocytes T4 envoient un signal d'apaisement, lequel arrête la prolifération des lymphocytes. Sur scène, on voit les macrophages nettoyer tous les débris cellulaires. La majorité des lymphocytes disparaissent les uns après les autres. Mais certains d'entre eux demeurent des mois, voire des années. Ce sont nos lymphocytes « mémoire » : ils gardent la clé magique avec eux, ainsi que leur partition. La manière exacte dont fonctionne cette mémoire reste obscure. Seule évidence : si ledit pathogène se présente à nouveau, ces lymphocytes mémoire se réveillent aussitôt et reprennent *presto* leur rôle. Les lymphocytes B déversent leurs anticorps adaptés, les lymphocytes T8 se remettent à patrouiller. Toutes les chances sont donc cette fois réunies pour prendre de vitesse le pathogène et empêcher l'infection.

L'orchestre immunitaire au complet, c'est-à-dire les molécules, les cellules et les organes spécifiques, occuperait entre 15 à 20 % du volume du corps humain. Pas moins de 6 à 7 % de tous nos gènes lui sont spécifiquement consacrés. Dès lors, il est tout à fait compréhensible qu'un aléa parmi certains acteurs de cet incroyable opéra ou qu'une singularité génétique d'un individu aboutisse à des réactions inattendues, voire à des effets indésirables graves. Cela peut survenir après une infection comme après une vaccination. La possibilité que le microbe échappe à notre système de surveillance ou que ce système s'emballe existe, malheureusement. « Toute immunisation éveille de multiples résonances dans un labyrinthe aux mille miroirs », écrit Anne-Marie Moulin, médecin et philosophe, spécialiste des vaccinations[3]. Nous ne maîtrisons pas les ricochets susceptibles de se produire dans ce labyrinthe, des ricochets propres à chaque pathogène mais aussi à chaque personne.

L'irruption des biotechnologies

Dans les années 1970, l'avènement de la génétique et de la biologie moléculaire fait souffler un vent d'espérance sur la vaccinologie. Il suffisait, pensait-on, de repérer les antigènes des pathogènes, de les fabriquer par génie génétique, puis de les donner à voir à notre système immunitaire pour

---

3. Anne-Marie Moulin, *L'Aventure de la vaccination*, Fayard, 1996.

déclencher une mise en mémoire. C'est ainsi que le premier vaccin « biotechnologique » est apparu en 1986 : celui contre l'hépatite B (voir p. 156). Après avoir repéré, puis isolé les gènes du virus codant pour ses antigènes, les structures de surface reconnaissables par les lymphocytes, on les insère à l'intérieur de levures de bière qui se mettent alors à lire ces bouts d'ADN et à produire ces antigènes elles-mêmes. Par une série d'étapes physico-chimiques, on filtre ensuite ces protéines, on leur ajoute des sels d'aluminium, et le vaccin est prêt. Quelques années plus tard, en 2006, le vaccin contre les papillomavirus (voir p. 188) sera également fabriqué selon cette méthode. Problèmes : leur production est longue et fastidieuse, et ils ont besoin d'adjuvants pour être efficaces. En outre, comme bon nombre de vaccins sous-unitaires, ces vaccins faisant appel au génie génétique permettent certes de générer des anticorps, mais ils n'activent pas très bien l'immunité cellulaire, via les lymphocytes T. Les progrès de l'immunologie ont permis de comprendre une chose : pour activer ces lymphocytes, il est nécessaire de mimer une infection à l'intérieur des cellules. Autrement dit, le contenu du vaccin ne doit pas se contenter de rester dans le liquide interstitiel qui baigne nos cellules : il doit parvenir à franchir les membranes de ces cellules pour se glisser à l'intérieur, comme le font les virus et quelques bactéries. Or, contrairement aux microbes entiers vivants, les fragments de microbes sont incapables de traverser seuls la double couche qui protège nos cellules. « C'était complètement naïf de croire qu'il suffisait d'avoir l'antigène pour fabriquer un bon vaccin », juge aujourd'hui Philippe Kourilsky, immunologiste et professeur émérite au Collège de France.

C'est dans ce contexte qu'apparaissent, dans les années 2000, deux nouvelles approches, dont l'objectif est de parvenir à livrer les antigènes au cœur des cellules. C'est d'ailleurs grâce à ces approches novatrices que la majorité des vaccins anti-Covid ont été développés. La première consiste à se servir d'un virus inoffensif pour l'homme afin de transporter les éléments génétiques du pathogène visé (c'est le cas du vaccin AstraZeneca ou Janssen par exemple). Une fois injectés dans l'organisme, ces virus dits vecteurs rentrent dans nos cellules et y insèrent leur matériel génétique – y compris le ou les gènes du microbe contre lequel on cherche à se protéger. L'inconvénient, c'est que notre organisme peut développer une résistance contre ces virus vecteurs. Dans ce cas, les injections ultérieures ne sont plus aussi efficaces.

Seconde approche : les vaccins à acides nucléiques, qui ne recèlent que quelques éléments génétiques des pathogènes. Les seuls vaccins de ce type autorisés actuellement chez l'homme sont ceux développés récemment contre le Sars-CoV-2 : les fameux vaccins à ARN messager. Ils ont beau ne contenir que quelques microgrammes d'ARN du virus, ces vaccins parviennent à mimer relativement bien l'infection naturelle, sans pour autant entraîner les dégâts du vrai virus.

L'ARN, l'acide ribonucléique, est une molécule qui joue chez nous les intermédiaires entre l'ADN, l'acide désoxyribonucléique ultra-protégé dans le noyau des cellules, et les protéines qui nous constituent. « L'ADN, c'est la bibliothèque des cellules, alors que l'ARN, c'est la photocopie des livres », explique Steve Pascolo, un chercheur français pionnier dans le domaine des vaccins à ARN. Ces photocopies portent en quelque sorte les plans de construction de nos protéines. Ces plans sont ensuite lus par des mini-usines, appelées ribosomes, dispersées à l'intérieur de la cellule. Ce sont elles qui assemblent les acides aminés, les briques des protéines, en fonction des consignes, pour fabriquer nos différents constituants. L'astuce des vaccins à ARN, c'est donc finalement de faire fabriquer les antigènes du pathogène par nos propres cellules et non plus en cultivant les microbes ou par génie génétique. On choisit l'ARN du virus codant pour le ou les antigènes du microbe visé et on enferme ces bouts de molécules dans des bulles de lipides de la même taille que le virus. C'est cet ensemble, devenu hydrosoluble et liposoluble, qui traverse la membrane des cellules et délivre les plans de construction à nos mini-usines à protéines. Résultat : nos cellules se mettent à produire l'antigène, comme si elles étaient réellement

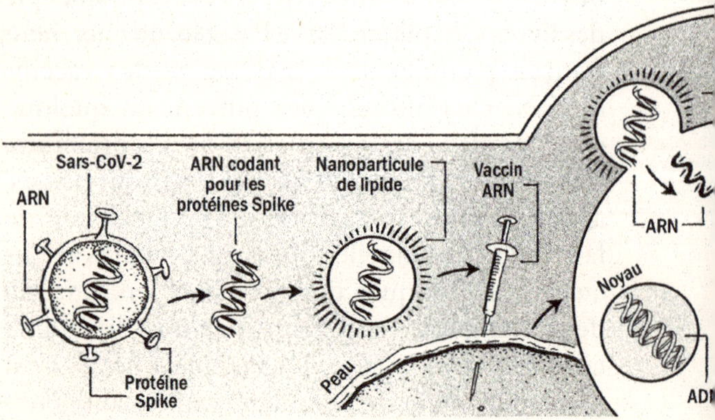

Vaccins à ARN : mode d'emploi

infectées. Ce qui permet de déclencher la production de lymphocytes T en plus des anticorps. L'efficacité atteint celle des meilleurs vaccins, protégeant plus de 90 % des personnes contre les formes graves de la maladie et les décès. Autre avantage dans un contexte pandémique : on peut les adapter très rapidement à d'éventuelles mutations de l'agent infectieux. Il suffit pour cela de changer de quelques traits le plan de construction…

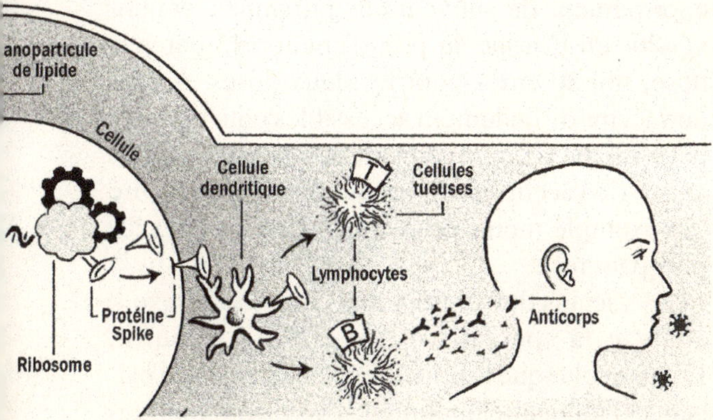

Il y a toutefois une rançon à cette sophistication toujours plus grande de nos vaccins. Une rançon dont on ne soupçonne pas vraiment la réalité dans un pays tel que la France : leur prix. Depuis trente ans, les coûts des nouveaux vaccins n'ont plus rien à voir avec ceux de leurs prédécesseurs. Les nouveaux vaccins contre les pneumocoques (voir p. 162), introduits en 2003 en France, coûtent par exemple plus de 50 euros la dose, soit 150 euros la vaccination en trois doses. Ceux contre les papillomavirus, mis au point en 2006, coûtent plus de 100 euros la dose, soit 200 euros la vaccination complète en deux doses. Les deux premiers vaccins à ARN contre le Covid-19 (Moderna et BioNTech/Pfizer), pourtant développés avec énormément de subventions publiques, étaient vendus en Europe au prix d'environ 15 euros la dose, soit 30 euros pour les deux doses. Autant de vaccins difficilement accessibles pour certains pays, même si un mécanisme de prix différenciés existe (le vaccin contre les pneumocoques coûte par exemple moins de 3 euros dans les pays les plus pauvres).

« Les vaccins deviennent des produits de luxe », analyse la spécialiste Anne-Marie Moulin. D'autant plus que le principe de précaution et l'exigence d'innocuité impliquent des essais cliniques de plus en plus importants, comptant 40 000, voire 70 000 volontaires pour certains. On peut évidemment s'en réjouir, car ces produits, de plus en plus purifiés, sont mieux tolérés que leurs prédécesseurs. Ils sont aussi mieux testés et mieux contrôlés. Mais cette évolution remet en question la finalité même des vaccins, celle qui prévalait à l'époque de Jenner et de Pasteur : des outils de prévention collective, accessibles à tous. Une dimension d'autant plus cruciale en temps de pandémie.

Tel sera sans doute le prochain grand défi du XXIe siècle : développer des vaccins de plus en plus sûrs et efficaces tout en conservant cet idéal de santé publique.

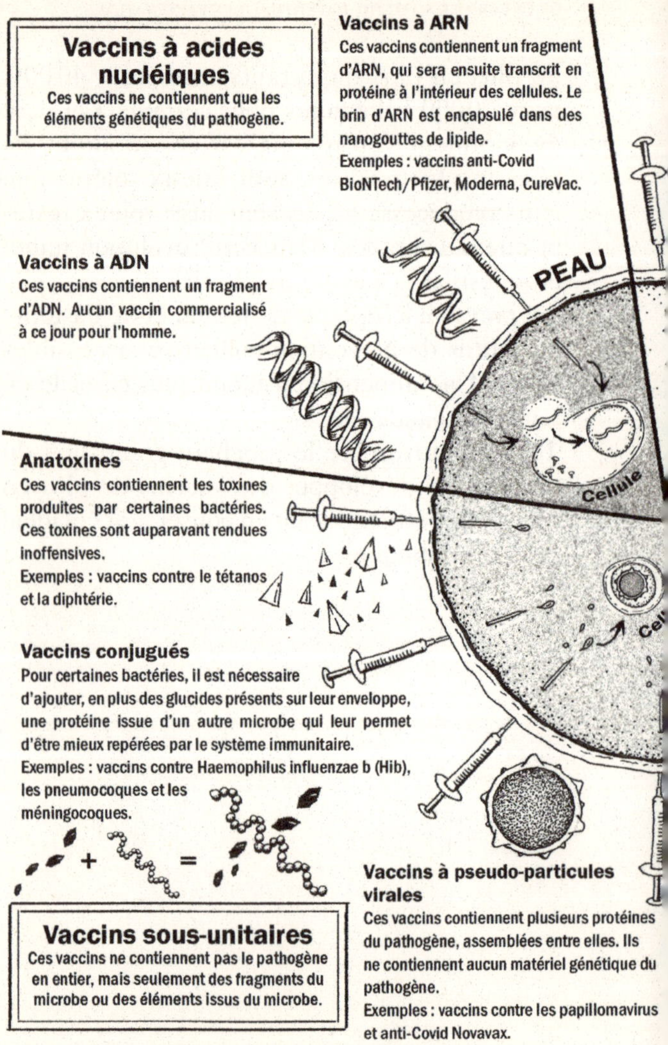

Panorama des différents types de vaccins

Vaccins à germes entiers

Ils contiennent le pathogène entier, mais rendu inoffensif. C'est le type de vaccin le plus ancien.

Vaccins atténués

Le pathogène est simplement affaibli. Une fois injecté, il se multiplie, mais il a perdu sa virulence.

Exemples : vaccins contre la rougeole, les oreillons, la rubéole, les rotavirus, la tuberculose, la grippe, la fièvre jaune, la varicelle et le zona.

Vaccins inactivés

Le pathogène a été tué par chaleur, radiation ou exposition à des agents chimiques. Il est incapable de se reproduire une fois injecté.

Exemples : vaccins contre la polio (Salk), l'encéphalite à tique et l'hépatite A.

Vaccins fragmentés

Ces vaccins sont constitués de virus entiers inactivés, mais fragmentés en plusieurs morceaux par solvants organiques ou détergents.

Exemple : vaccins contre la grippe.

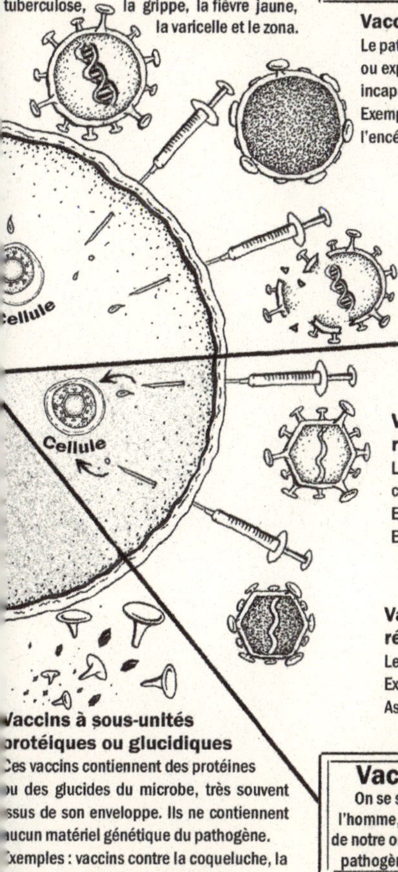

Vaccins à vecteur viral

On se sert d'autres virus, inoffensifs pour l'homme, afin de transporter dans les cellules de notre organisme des éléments génétiques du pathogène responsable de la maladie ciblée.

Vaccins à vecteur viral réplicatif

Le vecteur viral se multiplie dans le corps humain.

Exemples : vaccins contre la dengue et Ebola (VSV).

Vaccins à vecteur viral non réplicatif

Le vecteur viral ne se multiplie pas.

Exemples : vaccins anti-Covid AstraZeneca ou Janssen et Ebola ADV.

Vaccins à sous-unités protéiques ou glucidiques

Ces vaccins contiennent des protéines ou des glucides du microbe, très souvent issus de son enveloppe. Ils ne contiennent aucun matériel génétique du pathogène.

Exemples : vaccins contre la coqueluche, la grippe, l'hépatite B et la typhoïde.

LES PRINCIPALES VACCINATIONS PROPOSÉES EN FRANCE

AVERTISSEMENT

Vous trouverez dans les pages qui suivent des informations sur vingt-deux maladies à prévention vaccinale et leurs vaccins. L'objectif : donner des clés de lecture pour que vous puissiez vous forger un avis éclairé sur chacune de ces vaccinations. Afin d'établir ce guide, je me suis appuyée sur des données françaises récentes, des publications et des rapports scientifiques, des discussions avec différents experts ou encore des bases de données internationales (voir sources p. 215). Ces fiches ne prétendent évidemment pas à l'exhaustivité. Les données de pharmacovigilance en particulier restent nécessairement incomplètes, car elles pâtissent d'une sous-notification. Par ailleurs, il est important de souligner que ces informations ne valent que pour la France d'aujourd'hui. Elles

prennent en compte le niveau d'hygiène, les couvertures vaccinales et les traitements médicaux disponibles actuellement. Enfin, les données présentées dans ce guide s'appuient sur des moyennes statistiques. En aucun cas, elles ne peuvent refléter ce que les médecins appellent le terrain, c'est-à-dire les caractéristiques propres à chacun d'entre nous qui font qu'un microbe, ou qu'un vaccin, peut parfois avoir des conséquences diamétralement opposées selon les individus.
Vous trouverez en tête de chaque fiche deux curseurs : la gravité et le risque d'infection de ces maladies.

Gravité

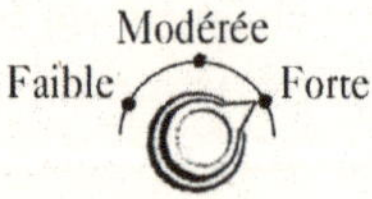

Ce premier curseur prend en considération le taux de létalité, de complications et de séquelles graves par cas d'infection aujourd'hui en France. Il tient compte des traitements disponibles. Pour les maladies dont la gravité dépend essentiellement de l'âge, nous donnons les estimations pour le groupe d'âge le plus à risque (fœtus, nourrissons ou plus de 65 ans). Pour certains pathogènes (pneumocoques, méningocoques et Hib), seules les infections invasives, celles qui se disséminent à l'ensemble de l'organisme, sont retenues. Ce sont elles qui sont visées par les vaccinations.

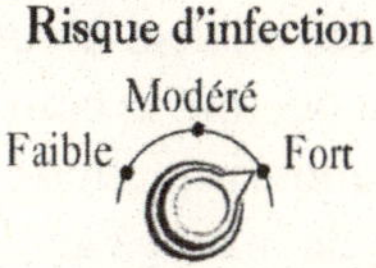

Ce curseur indique le risque d'être infecté actuellement en France. Il dépend du degré de présence du pathogène et (éventuellement) de sa contagiosité, c'est-à-dire du nombre d'individus non vaccinés contaminés à partir d'un seul individu infecté. La circulation de certains pathogènes est fortement impactée par le taux élevé de personnes vaccinées dans la population. Par exemple, grâce à la vaccination généralisée, le risque de rencontrer le virus de la rougeole est devenu moins important que celui de croiser le virus de la varicelle, pourtant moins contagieux. Ce curseur représente donc le risque encouru par une personne non vaccinée, mais bénéficiant, le cas échéant, de l'effet de protection de groupe conféré par certaines vaccinations.

Ces deux indicateurs permettent ainsi de comparer les différentes maladies abordées dans ce guide. Les premiers vaccins développés il y a un siècle concernent désormais des maladies présentant un faible risque d'infection. Mais si ce même graphique avait été réalisé à cette époque, ces maladies auraient occupé le coin en haut à droite du graphique (risque d'infection et gravité élevés). À l'inverse, les derniers vaccins développés (contre le zona – qui n'est pas à proprement parler une infection, mais la résurgence d'une infection passée –, les rotavirus et HPV) visent des maladies qui se situent en bas à droite (faible gravité, mais fort risque d'infection). À l'exception notable du Covid-19, dont la gravité chez les plus de 65 ans le situe dans la moitié supérieure du graphique.

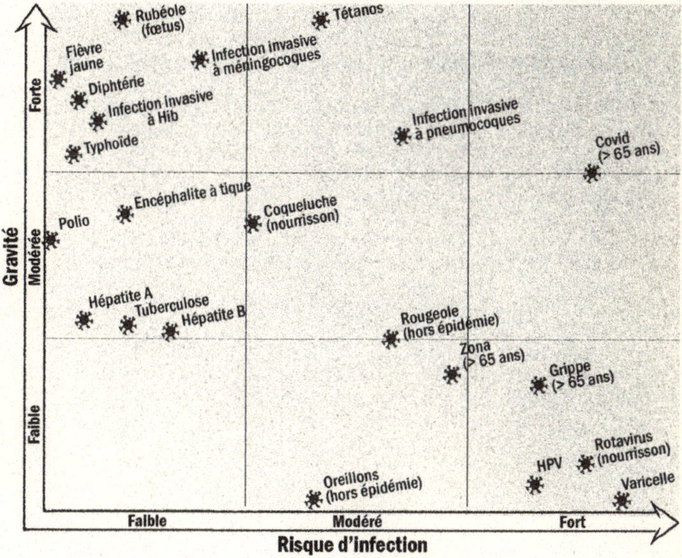

Les principales maladies à prévention vaccinale selon leur gravité et leur risque d'infection, aujourd'hui en France

Comment lire les fiches

Nous avons choisi, en écho au chapitre précédent, de classer les vaccins par ordre chronologique de conception.

Date du 1er vaccin : indique la date d'invention du tout premier vaccin contre l'infection en question (ceux que nous utilisons aujourd'hui ont été, bien souvent, mis au point plus tardivement).
Types de vaccins : indique le ou les types de vaccins disponibles en France.
Combinaisons fréquentes : un vaccin contient parfois plusieurs antigènes, pour prévenir plusieurs maladies à la fois. Nous indiquons ici les combinaisons que l'on trouve dans les vaccins majoritairement utilisés en France.
Adjuvant : indique si l'on trouve des adjuvants dans les vaccins concernés.
Qui vaccine-t-on ? : indique les recommandations françaises.
Population vulnérable : indique qui l'on cherche à protéger en priorité.
Protection : indique si la vaccination possède, en France, un enjeu individuel, collectif, ou les deux.
Obligatoire : indique si cette vaccination fait partie des onze vaccins obligatoires pour les enfants en France.

LA TYPHOÏDE

Date du 1er vaccin

1896

Types de vaccins

Vaccins à sous-unités

Combinaisons fréquentes

hépatite A

Adjuvant

Non pour le monovalent,
oui pour le bivalent

Qui vaccine-t-on ?

Voyageurs

Populations vulnérables

Voyageurs

Protection

Individuelle

Obligatoire

Oui Non

Gravité

Faible Modérée Forte

Risque d'infection

Faible Modéré Fort

Le microbe et son mode de contagion

La typhoïde, ou fièvre typhoïde, est causée par la bactérie *Salmonella typhi*. Cette bactérie ne vit que chez l'homme. Elle se transmet le plus souvent via l'ingestion d'eau ou d'aliments contaminés par des fèces d'individus infectés ou directement de personne à personne, via des mains souillées. Une fois ingérées, ces bactéries sont d'abord phagocytées par les macrophages, dans lesquels elles se multiplient. Certaines rejoignent ensuite la circulation sanguine et se disséminent dans l'organisme, notamment dans la moelle osseuse, le foie et la vésicule biliaire. Les bactéries sont excrétées, via la bile, par les fèces.
Lorsqu'elles sont détruites par le système immunitaire, ces bactéries libèrent une toxine susceptible de créer des lésions intestinales, neuronales ou encore cardiaques. Le risque d'infection dépend du nombre de bactéries ingérées, mais aussi du statut de l'hôte et de la virulence de la souche.

Qu'est-ce que la typhoïde ?

Le passage dans le sang de la bactérie se traduit par une fièvre continue accompagnée de maux

de tête, de diarrhées, de vomissements et de douleurs abdominales. Des complications surviennent chez 10 à 15 % des personnes infectées, lorsque des bactéries libèrent leur toxine. On observe alors des hémorragies intestinales, des péritonites, un état d'abattement extrême (ou *tuphos*, d'où le nom de cette maladie) ou encore des complications cardiovasculaires. Dans ce cas, le taux de létalité se situe entre 1 et 4 % parmi les malades qui reçoivent une antibiothérapie adaptée et peut atteindre 20 % chez les malades non ou mal traités.
En France, une centaine de fièvres typhoïdes sont recensées chaque année, avec un record à 162 en 2019. Plus de 80 % de ces cas surviennent après un séjour en zone d'endémie, en particulier dans le sous-continent indo-pakistanais, en Asie du Sud-Est, en Afrique subsaharienne ou au Maghreb.
La maladie n'est pas totalement immunisante : même chez des individus déjà infectés, une ingestion massive peut déclencher une récidive.

Quels sont les vaccins utilisés ?

Les vaccins disponibles actuellement contiennent un élément issu de la capsule de la bactérie :

l'antigène Vi. Ils n'assurent une protection que de 50 à 80 % contre les cas de fièvre, soit une faible efficacité comparée aux autres vaccins. En outre, ils ne fonctionnent pas chez les enfants de moins de 2 ans. La durée de protection n'est pas très longue non plus (environ trois ans).
Ces vaccins entraînent fréquemment de la fièvre, des maux de tête, des douleurs musculaires, des malaises et des gonflements au site d'injection. Ces réactions sont plus fréquentes avec le vaccin associé à l'hépatite A. De rares cas de syncope sont également rapportés par la pharmacovigilance.

Pourquoi vacciner ?

Cette vaccination est uniquement recommandée comme protection individuelle contre les formes graves de fièvre typhoïde en cas de séjour prolongé dans de mauvaises conditions dans des pays où l'hygiène est précaire et la maladie endémique. Elle est aussi préconisée aux militaires en mission dans les zones à risque.

« Mary Typhoïde », ou le problème des porteurs sains

Août 1906. Une épidémie de fièvre typhoïde touche six membres d'une riche famille new-yorkaise. Une maladie inhabituelle dans cette région, encore plus dans ce milieu. Sollicité par la famille, un médecin ouvre une enquête. Ses soupçons se portent rapidement sur la cuisinière, Mary Mallon, partie trois semaines après le début de l'épidémie. Il découvre que cette jeune femme d'origine irlandaise a travaillé pour huit familles au cours des dix précédentes années. Or sept d'entre elles ont été frappées par la typhoïde ! La cuisinière refuse dans un premier temps de coopérer. Elle sera emmenée de force à l'hôpital pour être examinée. On comprend qu'elle porte la bactérie, sans jamais développer aucun symptôme. C'est la première fois que l'on découvre une porteuse saine de la typhoïde. La cuisinière sera d'abord confinée dans un hôpital, puis libérée à la condition de changer de métier. Mais elle reprend du service sous un faux nom et déclenche une nouvelle épidémie dans une maternité. Celle que l'on surnomme aujourd'hui « Mary Typhoïde » sera alors enfermée sur une île jusqu'à la fin de ses jours.

LA TUBERCULOSE

Date du 1er vaccin

1921

Types de vaccins

Vaccins atténués

Combinaisons fréquentes

–

Adjuvant

Non

Qui vaccine-t-on ?

Nourrissons à risque

Populations vulnérables

Nourrissons à risque

Protection

Individuelle

Obligatoire

Oui Non

Gravité

Faible Modérée Forte

Risque d'infection

Faible Modéré Fort

Le microbe et son mode de contagion

La tuberculose est due à plusieurs bactéries du complexe *tuberculosis*. Chez l'homme, il s'agit majoritairement de l'espèce *Mycobacterium tuberculosis*, également nommée bacille de Koch, d'après le nom de son découvreur. D'autres espèces, notamment *M. bovis* ou *M. africanum*, infectent principalement les animaux, mais peuvent être transmises à l'homme. Ces bactéries sont très résistantes : elles peuvent rester virulentes pendant des mois sur des surfaces inertes. La plupart des personnes infectées ne développent aucun symptôme et ne sont pas contagieuses. Mais chez 10 % d'entre elles, généralement immunodéprimées, malnutries ou épuisées, les bactéries se multiplient à l'intérieur des cellules pulmonaires et forment des amas qui détruisent les cellules alentour. Si ces amas se rompent, les bactéries se disséminent vers d'autres organes, comme le rein, le cerveau, les os ou les ganglions. Seules les personnes qui présentent des lésions pulmonaires peuvent, en toussant, expulser cette bactérie et contaminer autrui. Beaucoup plus rarement, la contamination peut se faire au contact des animaux malades ou par absorption de lait cru de vache affectée.

Qu'est-ce que la tuberculose ?

Lorsque la bactérie se multiplie, différents symptômes apparaissent en fonction de la localisation de l'infection. Si elle reste dans les poumons, le symptôme caractéristique est une toux persistante. Mais elle peut également migrer dans la peau, le système digestif, les os, les voies uro-génitales et aussi vers le cerveau, où elle peut causer des méningites. Plus de la moitié des enfants atteints de méningite tuberculeuse gardent des séquelles.

La France est considérée comme un pays à faible incidence de tuberculose. Au début des années 1970, on comptait environ 30000 malades par an. En 2018, quelque 5 000 cas ont été signalés, dont près de 2000 en Île-de-France. C'est cette région, ainsi que la Guyane et Mayotte, qui compte le plus de cas par habitant en France. La maladie touche principalement les populations en situation de précarité, notamment les personnes sans domicile fixe, les migrants (particulièrement en provenance d'Afrique subsaharienne), les personnes incarcérées et les personnes âgées. Parmi ces 5000 cas, 8 cas graves chez les enfants de moins de 15 ans ont été recensés.

Au niveau mondial, en revanche, la tuberculose est la première cause de décès par un agent infectieux. Selon l'Organisation mondiale de la santé (OMS), environ 10 millions de personnes ont contracté la tuberculose en 2019 et 1,2 million en sont mortes.
La tuberculose se soigne avec une combinaison d'antibiotiques au long cours, mais certains bacilles sont devenus résistants aux antibiotiques disponibles.

Quels vaccins utilise-t-on ?

Les vaccins antituberculose contiennent une souche vivante de la bactérie *M. bovis*, qui dérive de la souche mise au point par les Français Calmette et Guérin en 1921 (d'où le nom BCG, pour Bacille de Calmette et Guérin). À l'époque, il avait fallu faire passer cette souche plusieurs dizaines de fois sur des tranches de pomme de terre trempées dans de la bile de bœuf pour parvenir à atténuer sa virulence. D'abord destinée à protéger les bovins, cette souche se montre rapidement capable de prévenir également la tuberculose humaine. Toutefois, ces vaccins sont moins efficaces que les autres : ils permettent certes de prévenir environ 80 % des formes graves de la maladie chez l'enfant, mais restent très peu efficaces sur les formes dites pulmonaires – les plus fréquentes et les seules susceptibles de contaminer l'entourage. Ils ne permettent donc pas d'empêcher la transmission de la maladie. Par ailleurs, le fait qu'on l'administre sous la peau, en intradermique, et non profondément dans le muscle, comme les autres vaccins injectables, entraîne fréquemment des réactions indésirables (abcès, ulcérations, etc.). D'autres effets secondaires graves sont également rapportés (voir page suivante).

Les vaccins atténués sont en général contre-indiqués en cas d'immunodépression et durant la grossesse.

Pourquoi vacciner ?

L'objectif de cette vaccination est de protéger les enfants à risque. En France, depuis 2007, la vaccination contre la tuberculose ne concerne plus l'ensemble des nourrissons. Elle n'est recommandée qu'aux enfants habitant Mayotte, la Guyane ou l'Île-de-France, ainsi qu'à ceux présentant un facteur de risque identifié (originaire d'un pays où la maladie est fréquente, situation de précarité, antécédents familiaux).

Des effets secondaires rares, mais sérieux

Le profil de sécurité du BCG n'est pas au niveau des autres vaccins. En effet, pour 10 000 vaccinés, on observe 1 à 10 cas d'infection disséminée du BCG (on parle de bécégite disséminée). Ces infections secondaires au vaccin surviennent généralement chez des enfants présentant des déficits immunitaires et peuvent entraîner leur décès. Entre 2008 et 2014, 4 cas de bécégite généralisée ont ainsi été rapportés à la pharmacovigilance en France.

Plus surprenant : un autre effet secondaire (moins grave) dépend… du vaccinateur ! Si l'aiguille pique trop profondément, ou si une dose trop importante de vaccin est injectée, des abcès peuvent se former. Ces « bécégites locales » cicatrisent généralement après quelques mois, laissant une marque ronde sur la peau. En France, 30 % des effets indésirables rapportés avec le BCG sont dus à un mésusage de la part du vaccinateur.

LA COQUELUCHE

Date du 1er vaccin

1923

Types de vaccins

Vaccins à sous-unités

Combinaisons fréquentes

Diphtérie, tétanos, poliomyelite et parfois Hib et hépatite B

Adjuvant

Oui

Qui vaccine-t-on ?

Nourrissons

Populations vulnérables

Nourrissons

Protection

Individuelle et collective

Obligatoire

Oui Non

Gravité

Modérée

Faible Forte

Risque d'infection

Modéré

Faible Fort

Le microbe et son mode de contagion

Les bactéries à l'origine de la coqueluche appartiennent à l'espèce *Bordetella pertussis*, plus rarement à l'espèce *Bordetella parapertussis*. Strictement humaines, elles se multiplient dans la trachée et les bronches, où elles produisent des toxines qui irritent les cellules et provoquent des accès de toux. Ces bactéries se transmettent essentiellement par les gouttelettes de salive émises lors de la toux. Elles sont très contagieuses : une personne malade peut en contaminer quinze autres.

Qu'est-ce que la coqueluche ?

Le fait d'avoir eu la coqueluche ne protège pas à vie contre une nouvelle infection. L'immunité se perd progressivement. C'est ce qui explique, en grande partie, la variété des symptômes observés. Chez les personnes dites naïves, c'est-à-dire jamais vaccinées ni infectées (bien souvent des nourrissons), la coqueluche est loin d'être bénigne. Elle entraîne des accès de toux si forts que 1 à 2 % des enfants de moins de 6 mois en meurent du fait de difficultés respiratoires, de complications neurologiques ou de surinfections. Chez les personnes

anciennement vaccinées ou qui ont déjà attrapé la coqueluche par le passé, les symptômes vont d'une petite toux banale, qui passe généralement inaperçue, à de fortes quintes de toux, qui peuvent durer plusieurs semaines.
En France, le nombre de cas de coqueluche a très fortement baissé : dans les années 1950, on comptait plus de 5000 cas par an. Depuis 2000, moins de 300 cas (dont 0 à 8 morts) sont déclarés chaque année chez les moins de 6 mois en France. Toutefois, la coqueluche n'étant pas une maladie à déclaration obligatoire et le taux de notification étant faible, le nombre de cas total pourrait être largement supérieur.
Le traitement de la coqueluche repose sur la prise d'antibiotiques.

Quels sont les vaccins utilisés ?

En France, depuis 2004, nous utilisons des vaccins dits acellulaires : selon les produits, ils contiennent 1 à 5 antigènes de la bactérie, des protéines de surface reconnaissables par nos cellules immunitaires. Ces nouveaux vaccins occasionnent bien moins d'effets secondaires que leurs prédécesseurs, qui contenaient les bactéries entières et provoquaient des fièvres, des vomissements, voire des convulsions. Revers de la médaille, ils sont globalement moins efficaces : le taux de protection des meilleurs ne dépasse pas 85 %. Et ils assurent une immunité de plus courte durée, de l'ordre d'une dizaine d'années chez l'enfant. D'où la nécessité des rappels. Ces vaccins acellulaires sont aussi plus complexes à produire et coûtent environ huit fois plus cher que les précédents. En 2018, 96 % des enfants de 1 an étaient correctement vaccinés.

Pourquoi vacciner ?

Cette vaccination vise à protéger les nouveau-nés, chez qui cette maladie peut être fatale ou laisser des séquelles irréversibles. Sachant que l'on commence à vacciner à l'âge de 2 mois et qu'il faut une deuxième injection deux mois plus tard ainsi qu'un rappel à l'âge de 11 mois pour être correctement protégé, on propose également cette vaccination aux couples ayant un projet parental ainsi qu'aux autres membres du noyau familial susceptibles d'être en contact étroit avec le futur nourrisson (grands-parents, fratrie). Cette forme de protection indirecte a été baptisée la stratégie du cocooning.

Un mode de transmission bouleversé par la vaccination

Avant la vaccination généralisée, les agents de la coqueluche circulaient beaucoup parmi nous. Ainsi, nous étions périodiquement ré-immunisés par ces rappels naturels. Depuis que l'on vaccine tous les nourrissons, ou presque, il est plus rare de croiser la route de ces bactéries. Le risque augmentant chaque année, à mesure que le vaccin perd également en efficacité, ce sont alors surtout les adolescents et adultes non ré-immunisés qui deviennent la cible favorite des rares bactéries qui circulent. Le plus souvent, ce portage passe chez eux inaperçu, faute de symptômes. Résultat : la transmission ne se fait plus d'enfant à enfant, comme avant la vaccination, mais d'adulte ou d'adolescent au nourrisson. Ce changement de mode de transmission a entraîné, dans les années 1990, une augmentation du nombre d'hospitalisations pour coqueluche chez les enfants de moins de 3 ans, non ou insuffisamment vaccinés. Ils étaient contaminés par leur entourage. D'où la mise en place de rappels vaccinaux dès l'adolescence et de la stratégie du cocooning.

LA DIPHTÉRIE

Date du 1er vaccin

1923

Types de vaccins

Anatoxines

Combinaisons fréquentes

Tétanos, poliomyélite, coqueluche et parfois Hib et hépatite B

Adjuvant

Oui

Qui vaccine-t-on ?

Nourrissons

Populations vulnérables

Tout le monde

Protection

Individuelle

Obligatoire

Oui Non

Gravité

Modérée

Faible Forte

Risque d'infection

Modéré

Faible Fort

Le microbe et son mode de contagion

La bactérie *Corynebacterium diphtheriae*, spécifiquement humaine, sécrète une puissante toxine responsable de la maladie. Cette toxine est en vérité elle-même liée à un virus infectant cette bactérie, le phage ß. Or, ce virus peut infecter d'autres bactéries du genre *Corynebacterium*, qui deviennent dès lors également susceptibles de produire la toxine diphtérique. Parmi ces autres bactéries, on trouve *C. ulcerans*, transmises à l'homme par ses animaux domestiqués (chats, chiens, vaches, cochons, singes, chevaux, etc.) ou par l'ingestion de lait cru, et *C. pseudotuberculosis*, transmises par les caprins.
La transmission interhumaine de ces bactéries s'effectue par la salive, mais aussi par l'intermédiaire de fines gouttelettes projetées par la toux. Elles peuvent également se transmettre par contact cutané, profitant de lésions sur la peau ou de simples piqûres d'insectes.

Qu'est-ce que la diphtérie ?

Si la contamination s'est faite par voie aérienne, la toxine attaque d'abord les cellules de la gorge. Elle provoque un gonflement significatif et la production d'un mucus épais, entraînant un risque de détresse respiratoire. La toxine diphtérique peut également paralyser les muscles de la gorge et respiratoires, menant à l'asphyxie. Des voies respiratoires, la toxine se diffuse ensuite éventuellement dans le sang et cause alors des atteintes graves, notamment du cœur et du système nerveux. Entre 5 à 10 % des personnes infectées en meurent, jusqu'à 20 % des enfants de moins de 5 ans. Si la contamination s'est faite via un contact direct avec une lésion cutanée, on observe alors des plaies chroniques douloureuses. Lorsqu'on en réchappe, la maladie est peu, voire pas, immunisante.

À la fin du XIXe siècle, la diphtérie représentait la plus forte cause de mortalité infantile : entre 6000 et 7000 enfants en mouraient chaque année. Avant la généralisation de la vaccination, au milieu du siècle suivant, on estimait à plus de 40000 le nombre de cas annuels de diphtérie en France. La maladie y a disparu à la fin des années 1980. Elle réapparaît cependant depuis quelques années chez des personnes qui ne sont pas à jour de leur vaccination. Ainsi, 35 cas d'infection à *C. diphtheriae* ont été notifiés entre 2002 et 2018 (dont 11 cas à Mayotte et 23 cas importés), sans aucun décès. Durant la même période, 53 infections dues à *C. ulcerans* ont été identifiées.

Le traitement de la diphtérie consiste à administrer immédiatement un sérum antidiphtérique en injection intramusculaire, ainsi que des antibiotiques.

Quels sont les vaccins utilisés ?

Ces vaccins ne contiennent pas la bactérie, mais sa toxine inactivée (anatoxine). Ils permettent au système immunitaire de reconnaître la toxine diphtérique et de la neutraliser, mais ils n'empêchent nullement la bactérie de coloniser le nez, la gorge ou une plaie cutanée d'une personne vaccinée. Ainsi, les bactéries du genre *Corynebacterium* continuent de circuler sans que l'on s'en aperçoive. Les études montrent que 96 à 98 % des nourrissons vaccinés sont protégés contre la diphtérie. En 2016, 96,1 % des enfants étaient correctement vaccinés (3 doses).

Pourquoi vacciner ?

L'enjeu de cette vaccination est de se protéger soi-même d'une bactérie qui continue de circuler silencieusement et provoque des asphyxies et des paralysies gravissimes. Cette vaccination n'a pas d'enjeu collectif.

On meurt encore de diphtérie…

Puisque les vaccins antidiphtériques ne bloquent pas la circulation des bactéries du genre *Corynebacterium*, ces dernières circulent encore parmi nous, de manière silencieuse. Dès lors, il suffit qu'elles croisent une gorge non immunisée pour qu'elles commettent leurs méfaits. C'est ainsi qu'à plusieurs reprises, ces dernières années, des enfants sont morts de cette maladie du siècle passé. En 2015, un enfant espagnol de 6 ans, dont les parents étaient opposés à la vaccination, en est mort. L'origine de la contamination reste inconnue, mais des prélèvements effectués sur les proches du garçon ont révélé la présence de la bactérie chez huit autres jeunes qu'il avait côtoyés lors d'un camp de vacances. Heureusement, tous étaient vaccinés et aucun n'a développé la maladie. L'année suivante, c'était une petite fille belge non vaccinée de 3 ans qui succombait également à la diphtérie.

LE TÉTANOS

Date du 1er vaccin

1926

Types de vaccins

Anatoxines

Combinaisons fréquentes

Diphtérie, poliomyélite, coqueluche et parfois Hib et hépatite B

Adjuvant

Oui

Qui vaccine-t-on ?

Nourrissons

Populations vulnérables

Tout le monde

Protection

Individuelle

Obligatoire

Oui Non

Gravité

Modérée

Faible Forte

Risque d'infection

Modéré

Faible Fort

Le microbe et son mode de contagion

Le tétanos est causé par une bactérie, *Clostridium tetani*, qui vit dans le tube digestif des animaux herbivores (chevaux, ovins, caprins, etc.), mais aussi chez l'homme. Via leurs déjections, cette bactérie se retrouve un peu partout dans l'environnement, notamment dans la terre, la poussière ou sur les plantes. Elle adopte alors une forme dormante, appelée spores, extrêmement résistante, capable de survivre plusieurs décennies à l'abri de la lumière. C'est via une blessure, même minime, qu'elle peut pénétrer dans l'organisme : un doigt légèrement entaillé dans un sol souillé suffit. Si la plaie n'est pas ou mal oxygénée (tissus nécrotiques, corps étrangers, etc.), les spores repassent à l'état de bactéries actives et produisent alors des toxines redoutables.
Clostridium tetani ne se transmet pas d'homme à homme.

Qu'est-ce que le tétanos ?

Les toxines de *Clostridium tetani* se diffusent dans un premier temps via le sang ou la lymphe, puis entrent dans les fibres nerveuses des muscles. C'est là qu'elles agissent, après une période d'incubation de quatre à vingt et un jours. Elles provoquent des spasmes, des convulsions et des contractions continues des muscles jusqu'à bloquer la respiration dans certains cas. Ces dernières années, le taux de létalité observé en cas de contamination en France est de 27 %.

Le tétanos n'est pas une maladie immunisante. En effet, les toxines sont tellement puissantes qu'il suffit d'une dose d'à peine quelques centaines de nanogrammes pour paralyser nos muscles. Une dose bien trop faible pour pouvoir réveiller notre système immunitaire et déclencher la fabrication d'anticorps capables de neutraliser ces toxines.

Grâce à la généralisation de la vaccination antitétanique, la maladie est devenue rare. Mais elle n'a pas pour autant disparu. En France, entre 1 et 10 cas sont déclarés chaque année, mais si l'on tient compte de la sous-déclaration, le nombre de cas annuels se porterait plutôt à 150. On a recensé 14 décès depuis 2011, une majorité de personnes âgées non à jour de leur rappel.

Le traitement associe des antibiotiques, l'administration d'antitoxine et les soins de réanimation.

Quels sont les vaccins utilisés ?

Les vaccins antitétaniques contiennent les toxines inactivées de la bactérie (anatoxines). Les doses sont plusieurs centaines de fois supérieures à la dose létale. Heureusement, l'inactivation au formol rend ces anatoxines parfaitement incapables de nous paralyser. En revanche, ces toxines inactivées ont conservé leur capacité à éduquer notre système immunitaire, qui va alors produire des anticorps spécifiques. Si des bactéries entrent par effraction via une blessure cutanée et parviennent à produire leur poison, ces anticorps pourront alors les intercepter, soit directement dans la plaie, soit dans la circulation générale si les toxines ont déjà commencé à migrer.
En 2016, 96,1 % des enfants étaient correctement vaccinés (3 doses). C'est l'un des vaccins les plus efficaces, puisqu'il protège à plus de 98 % et que son efficacité dure au moins vingt ans lorsqu'il est effectué chez les moins de 65 ans.

Pourquoi vacciner ?

Il s'agit de se protéger soi-même d'une bactérie présente naturellement dans l'environnement et qui ne pourra jamais être éradiquée. Seuls les vaccins offrent une telle protection puisque la maladie n'est pas immunisante.

Haro sur le tétanos néonatal

Si l'on coupe le cordon ombilical avec des outils susceptibles de contenir des spores tétaniques, ou si l'on utilise des produits contaminés pour recouvrir le moignon ombilical, la bactérie va profiter de cette voie d'entrée pour se réveiller et produire ses toxines. Lorsque cela se produit, environ 80 % des nouveau-nés contaminés meurent deux à trois jours plus tard. C'est ce qu'on appelle le tétanos néonatal. Si les mères sont vaccinées, elles transmettent leurs anticorps à leur bébé, qui est alors protégé. Dans les pays industrialisés, plus aucun cas n'est rapporté depuis les années 1950. Mais cette maladie continue de tuer dans certains pays pauvres. En 2018, selon l'OMS, on comptait environ 25 000 décès de nourrissons par tétanos dans le monde.

LA FIÈVRE JAUNE

Date du 1er vaccin

1932

Types de vaccins

Vaccins atténués

Combinaisons fréquentes

–

Adjuvant

Non

Qui vaccine-t-on ?

Voyageurs

Populations vulnérables

Voyageurs

Protection

Individuelle

Obligatoire

Oui Non

Gravité

Faible Modérée Forte

Risque d'infection

Faible Modéré Fort

Le microbe et son mode de contagion

La fièvre jaune est causée par le virus amarile, qui appartient à la même famille que le virus de la dengue ou de l'encéphalite à tique (voir p. 103). C'est un virus peu résistant en milieu extérieur, transmis par les moustiques du genre *Aedes* et *Haemagogus*. Les moustiques s'infectent en piquant des personnes ou des animaux (oiseaux, singes) infectés et transmettent ensuite le virus à d'autres personnes. Ce virus est répandu dans les régions intertropicales d'Afrique et d'Amérique du Sud. Pour une raison inexpliquée, l'Asie en est indemne. Une fois injecté dans le sang d'une personne, le virus se multiplie dans les ganglions lymphatiques. On le retrouve ensuite soit dans le système nerveux central, soit dans les viscères.

Qu'est-ce que la fièvre jaune ?

La majorité des infections sont asymptomatiques, ou quasi asymptomatiques. Environ 15 % des personnes infectées, développent cependant des symptômes : fièvre, douleurs musculaires, frissons ou encore maux de tête. Plus grave : dans 10 % des infections, une seconde phase de la maladie se déclare, avec une jaunisse (d'où le nom de la

maladie), des vomissements, des saignements et des troubles rénaux et cardiaques. Dans ce cas, 20 à 60 % des personnes en meurent, après une phase de délire, de convulsions, voire un coma.
En France, seule la Guyane est située dans une zone dite amarile. De rares cas d'infections autochtones sont rapportés ces dernières années. En France métropolitaine, seuls quelques cas importés sont recensés chaque année.
Selon l'OMS, environ 200 000 personnes sont touchées par cette maladie chaque année dans le monde et plus de 30 000 en meurent.
Il n'y a pas de traitement spécifique contre la fièvre jaune. Seul un traitement des symptômes à l'hôpital améliore les chances de survie. En revanche, on peut réduire le risque de contamination en éliminant les gîtes larvaires potentiels, en portant des vêtements protecteurs et en utilisant des répulsifs antimoustiques.
L'infection confère une immunité à vie contre cette maladie.

Quels sont les vaccins utilisés ?

Ces vaccins contiennent des souches de virus entier atténué. Une dose unique suffit pour conférer une très forte immunité, probablement

à vie. Comme beaucoup de vaccins vivants, ils entraînent des réactions telles que des rougeurs et œdèmes au point d'injection, des nausées, des vomissements, de la fièvre, des maux de tête, des douleurs musculaires... Chez 1,4 % des personnes vaccinées et chez près de 5 % des jeunes enfants, au moins une réaction systémique sévère (fortes fièvres, convulsions, vertiges, démangeaisons) survient quelques heures à quelques jours après l'injection. Enfin, de rares réactions post-vaccinales sévères affectant le système nerveux central (8 cas rapportés/million de doses) ou les viscères (4 cas rapportés/million de doses), parfois fatales, ont été rapportées dans la littérature internationale.
La couverture vaccinale en Guyane est supérieure à 80 %.
Comme tous les vaccins vivants, ces vaccins sont en général contre-indiqués en cas d'immunodépression ou durant la grossesse.

Pourquoi vacciner ?

Il s'agit d'une protection individuelle, à destination des résidents des zones à risque ou des voyageurs. Certains pays exigent cette vaccination pour l'entrée sur leur territoire.

Un virus ré-émergent ?

Depuis quelques années, on assiste à des résurgences d'épidémies de fièvre jaune en Afrique comme en Amérique du Sud. En 2016, des flambées dans les villes de Luanda (Angola) et de Kinshasa (République du Congo) ont causé 965 cas confirmés dans ces deux pays et des milliers d'autres victimes « suspectes ». Entre juillet 2017 et février 2018, pas moins de 3 481 cas ont été signalés en Amérique du Sud, soit plus du double du nombre total de cas enregistrés l'année précédente pour la même période ! Plusieurs raisons sont avancées pour expliquer ces résurgences : l'émigration vers les centres urbains, le changement climatique, le déboisement ou encore la prolifération des moustiques vecteurs. Une stratégie mondiale d'élimination des épidémies de fièvre jaune a été lancée en 2017. Elle s'appuie essentiellement sur les vaccins, très efficaces et peu coûteux.

LA GRIPPE

Date du 1er vaccin

1936

Types de vaccins

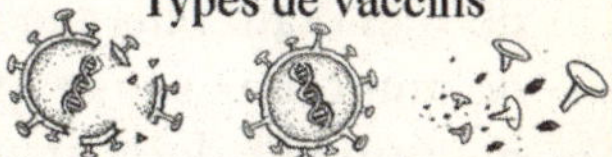

Vaccins fragmentés, atténués ou à sous-unités

Combinaisons fréquentes

–

Adjuvant

Non

Qui vaccine-t-on ?

Personnes agées + Soignants

Populations vulnérables

Personnes agées

Protection

Individuelle et collective

Obligatoire

Oui Non

Gravité

Faible – Modérée – Forte

Risque d'infection

Faible – Modéré – Fort

Le microbe et son mode de contagion

Il existe trois types de virus de la grippe, appelés virus *influenzae* : le type A, qui regroupe les virus les plus virulents, le type B et le type C, ce dernier étant plus anecdotique. Chacun possède de nombreux sous-types ou lignées en fonction notamment de la structure de deux protéines cruciales présentes à leur surface et reconnues par le système immunitaire : H pour hémagglutinine et N pour neuraminidase. Les virus grippaux de type A circulent chez de nombreuses espèces animales (canards, poulets, porcs, chevaux, phoques, etc.) alors que les virus grippaux de type B, responsables de grippes moins graves, circulent essentiellement chez l'homme. Ces virus se caractérisent par leur grande instabilité génétique : le taux de mutation de leur ARN est environ six fois plus rapide que celui de notre ADN.

Ces virus se transmettent par voie respiratoire, par l'intermédiaire d'aérosols émis lors de la toux ou des éternuements, ou encore via des particules de salive. Ils peuvent résister plusieurs heures dans le milieu extérieur, d'où la possibilité d'une transmission manuportée.

Qu'est-ce que la grippe ?

L'infection peut rester asymptomatique ou peu symptomatique. Dans le cas contraire, après une incubation de vingt-quatre à quarante-huit heures, la grippe se caractérise par une fièvre élevée, des frissons, une grande fatigue, des courbatures et des maux de tête. La plupart du temps, ces symptômes disparaissent au bout de trois ou quatre jours. Mais chez les personnes âgées ou atteintes de maladies chroniques, l'infection peut s'aggraver. Santé Publique France estime qu'environ 9000 décès sont dus à la grippe chaque année, avec de fortes variabilités d'une saison sur l'autre. Plus de 90 % de ces décès surviennent chez des personnes de plus de 65 ans.
En général, lorsque l'on rencontre un virus de la grippe, notre système immunitaire développe une protection contre plusieurs souches apparentées, qui peut durer une quinzaine d'années. Mais si l'on rencontre un variant tout à fait différent, ou lorsque notre système immunitaire vieillit, nos défenses naturelles s'avèrent inefficaces.

Il faut distinguer la « vraie » grippe des « syndromes grippaux », qui peuvent être dus à d'autres virus (rhinovirus, virus syncytial respiratoire, etc.).

Il faut aussi distinguer la grippe saisonnière de la grippe pandémique, qui peut survenir lorsque des mutations brutales confèrent à un sous-type de virus non seulement une contagiosité, mais aussi une virulence importante.

Quels sont les vaccins utilisés ?

Pour contourner les problèmes liés aux mutations incessantes de ces virus, les laboratoires fabriquent chaque année de nouveaux vaccins antigrippe en fonction des souches qui circulent le plus au moment du lancement de la production, soit neuf mois avant le démarrage de l'épidémie. En outre, quatre souches différentes sont incluses dans ces vaccins. La plupart des vaccins utilisés en France sont des vaccins dits fragmentés : ils sont constitués de particules virales fractionnées en plusieurs morceaux par un détergent. D'autres sont des vaccins sous-unitaires, qui contiennent uniquement les protéines de surface. Enfin, on trouve aussi des vaccins à germes entiers atténués, le plus souvent sous forme de spray nasal. Ces vaccins sont réservés aux enfants et adolescents, car ils sont moins efficaces et génèrent plus d'effets secondaires chez les personnes âgées et fragiles que les vaccins classiques.

L'efficacité de cette vaccination dépend beaucoup de l'adéquation entre les souches circulantes et celles que l'on a incluses dans les vaccins. Autre problème : du fait de la sénescence immunitaire, les vaccins fonctionnent moins bien chez les personnes âgées. En moyenne, leur efficacité en termes de réduction de la mortalité grippale chez les plus de 65 ans est estimée à seulement 30 % et ne dure que quelques mois. Des douleurs, des maux de tête et des frissons sont fréquents après la vaccination.
Durant la saison 2018-2019, 47 % des personnes à risque étaient vaccinées.
S'ils sont administrés très tôt, dès les premiers symptômes, certains antiviraux peuvent réduire la durée de la maladie, atténuer les symptômes et limiter les risques de complication.

Pourquoi vacciner ?

L'objectif est ici de protéger les personnes risquant de contracter une forme grave, donc celles atteintes de maladies chroniques et les plus de 65 ans. Problème : chez ces derniers, le vaccin fonctionne mal. D'où le choix de vacciner également les soignants en contact avec ces personnes vulnérables pour limiter les contaminations. Cette vaccination a également un enjeu économique. On recense chaque année entre 2 et 6 millions de cas de grippe en France. Entre les coûts directs (traitement et hospitalisation) et les coûts indirects (absentéisme), la grippe coûte ainsi plusieurs centaines de millions d'euros par an.

Vacciner les enfants pour protéger les vieux ?

Puisque les enfants constituent le principal réservoir de la maladie, pourquoi ne pas les vacciner massivement pour casser les chaînes de transmission ? Certains pays (comme le Royaume-Uni, la Finlande et certains États des États-Unis) ont adopté cette stratégie, qui semble efficace. Mais l'approche soulève plusieurs questions. D'ordre scientifique, tout d'abord : si la moitié des enfants sont vaccinés, soulignent certains chercheurs, les variants du virus non inclus dans le vaccin pourraient prendre l'avantage et devenir majoritaires. Ce qui diminuerait l'efficacité globale de cette vaccination. Des questions d'ordre éthique, aussi : peut-on vacciner massivement les enfants quand bien même ils n'encourent aucun risque face à la grippe ? Pour certains experts, les bénéfices collectifs de cette stratégie n'excèdent peut-être pas les risques inhérents à toute vaccination de masse…

L'ENCÉPHALITE À TIQUE

Date du 1er vaccin

1941

Types de vaccins

Vaccins inactivés

Combinaisons fréquentes

–

Adjuvant

Oui

Qui vaccine-t-on ?

Exposition aux morsures de tiques

Populations vulnérables

Exposition aux morsures de tiques

Protection

Individuelle

Obligatoire

Oui Non

Gravité

Faible Modérée Forte

Risque d'infection

Faible Modéré Fort

(modéré dans certaines forêts)

Le microbe et son mode de contagion

L'encéphalite à tique est due à un virus appelé TBEV (pour *Tick-Borne Encephalitis Virus*), qui appartient à la famille des *Flaviridiae*, dont font également partie les virus de la dengue, de la fièvre jaune ou encore le virus Zika. Le TBEV est transmis à l'homme par la piqûre des tiques du genre *Ixodes*, les mêmes qui transmettent la maladie de Lyme. La transmission du virus via la consommation de lait cru est également possible. Les contaminations ont lieu essentiellement du printemps à l'automne.

Le réservoir de ce virus est représenté par une grande variété de mammifères (rongeurs, moutons, chèvres, rennes, etc.) qui hébergent la tique dans leur pelage et sont porteurs du virus. On distingue trois sous-types de virus : européen, sibérien et asiatique. Le sous-type européen, seul présent en France, est responsable de maladies moins graves que les deux autres.

Une fois dans la circulation sanguine, ce virus infecte le système nerveux, sa cible préférée. Il se multiplie notamment dans les méninges, les membranes qui entourent le cerveau et la moelle épinière.

La France représente la limite de distribution la plus à l'ouest du TBEV en Europe. Le virus est présent en Alsace, en Lorraine et plus récemment en Auvergne-Rhône-Alpes. D'après des études menées dans ces régions, moins de 2 % des tiques semblent infectées.

Qu'est-ce que l'encéphalite à tique ?

Dans plus de 70 % des cas, l'infection passe inaperçue. Pour les autres, la maladie débute brutalement, comme une grippe, avec de la fièvre, des maux de tête et des frissons. Entre 20 à 30 % des malades souffrent ensuite d'atteintes du cerveau : état d'abattement ou, à l'inverse, agitation, somnolence, délire, pertes d'équilibre, etc. On déplore chez ces derniers des séquelles, notamment des paralysies, dans 10 à 20 % des cas, et le taux de décès se situe entre 1 et 3 %.
La situation épidémiologique en France est mal connue. Moins d'une trentaine de cas sont diagnostiqués chaque année, sauf en 2020 où le bilan risque de dépasser 50 cas (avec 33 cas liés à la consommation de fromage de chèvre en provenance d'un même producteur de l'Ain).
L'année 2020 mise à part, la plupart des cas sont normalement liés à des activités de loisirs dans

les zones boisées humides, essentiellement dans l'est de la France. En Europe, les pays les plus touchés sont la République tchèque, l'Allemagne, l'Autriche et la Suède.
Il n'existe aucun médicament antiviral spécifique contre cette maladie. Le traitement vise uniquement à soulager les symptômes. En revanche, d'autres traitements préventifs que les vaccins existent : le port de vêtements adaptés et l'usage de répulsifs. Contrairement à la maladie de Lyme, le retrait précoce de la tique piqueuse ne permet pas une prévention efficace, car ce virus, présent dans les glandes salivaires de la tique, est immédiatement injecté.

Quels sont les vaccins utilisés ?

Les vaccins disponibles en France contiennent entre 1,2 et 2,4 microgrammes de virus entier inactivé. Les souches de virus ont d'abord été cultivées sur des cellules embryonnaires de poulet, avant d'être purifiées et inactivées par le formaldéhyde. Chez les personnes recevant trois doses, la protection contre plusieurs sous-types de virus semble être supérieure à 95 %. Les études de pharmacovigilance portent sur un nombre restreint de personnes. Elles n'indiquent aucun signal grave, mais rapportent fréquemment des douleurs, maux de tête, nausée et fatigue.

Pourquoi vacciner ?

Il s'agit d'une protection individuelle recommandée aux personnes exposées au risque de morsures de tiques, dans les zones endémiques. Typiquement, les forestiers en Alsace ou en Lorraine. Elle est également préconisée chez les voyageurs devant séjourner en zone rurale ou boisée dans les régions d'endémie.

Vers une recommandation généralisée de cette vaccination ?

Ces dernières années, on constate une augmentation des cas d'encéphalite à tique et l'émergence de nouvelles zones à risque dans plusieurs pays européens (Suède, Allemagne, Suisse, Pays-Bas, etc.). Cette tendance semble également concerner la France : entre 1968 et 2003, soit sur une période de trente-cinq ans, seuls 64 cas ont été recensés, contre 20 à 30 cas annuels depuis 2015.

Dans ce contexte, l'encéphalite à tique a été inscrite dans la liste des maladies à déclaration obligatoire en 2020. Il semble que l'anthropisation des écosystèmes, les modifications climatiques, mais aussi l'absence de prédateurs favorisent non seulement une augmentation de la population des tiques vectrices, mais aussi celle des rongeurs et des cervidés, réservoirs de cette zoonose. En Autriche, pas moins de 90 % de la population est désormais vaccinée. Depuis 2019, la Suisse recommande cette vaccination à toutes les personnes qui s'exposent aux tiques lors d'activités en plein air, dans l'ensemble du pays, à l'exception des cantons de Genève et du Tessin. La France pourrait elle aussi faire évoluer ses recommandations vis-à-vis de cette vaccination.

LES OREILLONS

Date du 1er vaccin

1948

Types de vaccins

Vaccins atténués

Combinaisons systématiques

Rougeole et rubéole (ROR)

Adjuvant

Non

Qui vaccine-t-on ?

Enfants (à partir de 1 an)

Populations vulnérables

Garçons post-pubères

Protection

Individuelle et collective

Obligatoire

Oui Non

Gravité

Faible Modérée Forte

Risque d'infection

Faible Modéré Fort

Le microbe et son mode de contagion

Les oreillons sont dus à un virus strictement humain, de la même famille que celui de la rougeole : *Myxovirus parotidis.* Une fois installé dans les voies aériennes supérieures, ce virus se multiplie et fait gonfler les glandes salivaires. Il se diffuse ensuite par voie sanguine et lymphatique dans diverses cellules du corps. Il existe plusieurs souches du virus, certaines plus virulentes que d'autres.
Il se transmet par voie aérienne, par des gouttes de salive ou des contacts directs via des objets infectés.

Qu'est-ce que les oreillons ?

Dans 30 à 40 % des cas, la maladie est asymptomatique, surtout chez les enfants de moins de 2 ans. Dans les formes symptomatiques, les oreillons se caractérisent par une douleur au niveau des oreilles et une tuméfaction des glandes parotides (juste à l'avant des oreilles). Des complications peuvent toutefois survenir. Ainsi, chez les garçons entre 15 et 30 ans, un quart des infections se traduisent par des inflammations douloureuses des testicules, qui entraînent dans 30 à 50 % des cas

des atrophies irréversibles pouvant parfois altérer la fertilité. On observe également quelques rares cas de pancréatite ou encore des encéphalites (0,2 ‰) qui, de manière exceptionnelle, peuvent laisser des séquelles graves, comme la surdité.
Avant l'introduction du vaccin en France, on évaluait à plusieurs centaines de milliers le nombre de cas annuels d'oreillons. En 2019, on estime qu'il se situe entre 5 000 et 10 000. Chaque année, environ 85 hospitalisations pour oreillons sont notifiées.
Il n'existe pas de traitement spécifique contre cette maladie.

Quels sont les vaccins utilisés ?

Les deux seuls vaccins disponibles en France sont des vaccins à germes entiers qui contiennent des souches entières du virus atténué, couplé aux virus de la rougeole et de la rubéole. C'est le fameux ROR. Ce vaccin entraîne une réduction de plus de 90 % de l'incidence des oreillons, mais son efficacité n'est pas aussi durable que celle des autres vaccins.
En 2018, plus de 83 % des enfants de 2 ans avaient reçu leurs deux doses de vaccin. Du fait de son contenu en microbes vivants, ce vaccin déclenche

plus fréquemment que les autres des rougeurs au point d'injection, de la fièvre, voire des éruptions cutanées ou des infections des voies respiratoires supérieures (entre 1 % et 10 %).
Les vaccins atténués sont en général contre-indiqués en cas d'immunodépression et durant la grossesse.

Pourquoi vacciner ?

L'enjeu est d'éviter les rares complications, notamment chez les garçons post-pubères. Sachant que ce vaccin empêche également la transmission du virus, il possède une dimension collective.

Vers une troisième dose ?

Plusieurs petits foyers épidémiques sont survenus ces dernières années, en France comme à l'étranger (USA, Canada, Norvège…). Or, dans 60 à 80 % des cas, les victimes avaient été correctement vaccinées durant leur enfance. Cette perte d'efficacité vaccinale dans le temps a un effet pervers : le virus touche désormais principalement les adolescents et les adultes, chez qui les complications sont plus fréquentes. Autrefois, avec une circulation plus importante du virus, environ 90 % des adolescents étaient naturellement immunisés. C'est pourquoi, lorsque des cas d'oreillons surviennent en collectivité (école, université, internat, caserne, club sportif, etc.), il est désormais recommandé de proposer une troisième dose de vaccin ROR aux personnes dont la deuxième injection date de plus de dix ans.

LA POLIOMYÉLITE

Date du 1er vaccin

1953

Types de vaccins

Vaccins inactivés

Combinaisons fréquentes

Diphtérie, tétanos, coqueluche et parfois Hib et hépatite B

Adjuvant

Oui

Qui vaccine-t-on ?

Nourrissons

Populations vulnérables

Tout le monde

Protection

Individuelle

Obligatoire

Oui Non

Gravité

Faible Modérée Forte

Risque d'infection

Faible Modéré Fort

Le microbe et son mode de contagion

Sur les trois souches de poliovirus qui existaient, seule la souche 1 circule encore à l'état sauvage, et ce dans deux pays : le Pakistan et l'Afghanistan. Les deux autres ont été éradiquées grâce à la vaccination : en 1999 pour la souche 2 et en 2019 pour la souche 3. Ce virus est extrêmement résistant : il peut survivre six mois dans l'eau ou le sol. Son réservoir est exclusivement humain. Il se transmet soit directement, par contact avec les matières fécales ou les sécrétions pharyngées de personnes infectées, soit indirectement, par ingestion de produits contaminés (eau, aliments). Une fois ingéré, il se multiplie dans le système digestif et peut passer dans le sang et gagner les tissus nerveux, où il provoque des paralysies.

Qu'est-ce que la poliomyélite ?

La plupart des infections sont asymptomatiques, mais une fois sur 100 en moyenne, le virus provoque des paralysies irréversibles. Ces paralysies peuvent concerner un seul muscle, un membre, ou se généraliser et provoquer des troubles respiratoires, jusqu'à mettre en jeu le pronostic vital. En France, le dernier cas de

polio remonte à 1989. En 2020, 140 cas ont été recensés dans le monde, tous au Pakistan et en Afghanistan.
Il n'existe pas de traitement contre la poliomyélite.

Quels sont les vaccins utilisés ?

En France, nous utilisons des vaccins inactivés, appelés vaccins de Salk (du nom de leur inventeur). Ils contiennent les trois souches du virus entières, tuées par le formaldéhyde. Chez plus de 98 % des individus vaccinés, ils entraînent la production d'anticorps circulants qui pourront, si l'occasion se présente, neutraliser les virus qui s'aventureraient dans le sang ou la lymphe. Ce taux de protection tend à diminuer au-delà de cinq ans, d'où la nécessité de pratiquer deux rappels. En revanche, ces vaccins dits tués interviennent peu dans le tube digestif, la porte d'entrée du virus. Ils n'empêchent donc nullement les individus vaccinés de transporter le virus dans leurs intestins. C'est ainsi qu'en 1992, aux Pays-Bas, un voyageur a rapporté le microbe dans ses intestins, sans s'en apercevoir. En l'espace d'un an, pas moins de 59 personnes devinrent paralysées à vie, et deux autres en moururent. Aucune n'était correctement vaccinée.

En 2016, 96,1 % des enfants étaient vaccinés (3 doses).

Pourquoi vacciner ?

En France, plus aucun poliovirus ne circule depuis les années 1980. L'enjeu de cette vaccination consiste donc à se protéger si l'on voyage dans l'un des pays où des souches de virus circulent encore, ou dans le cas où le virus serait importé via des personnes infectées. À l'échelle collective, cette vaccination permet d'accueillir sans risque d'épidémie des personnes en provenance de régions contaminées. Par exemple, faute d'une couverture vaccinale suffisante dans certaines régions des Pays-Bas, les autorités ont dû renoncer à accueillir des réfugiés syriens en 2013, car des cas de polio avaient été détectés dans leur pays. Cette vaccination présente un autre enjeu à long terme : l'éradication du virus. Un enjeu particulièrement complexe, qui nécessite de vacciner pratiquement tout le monde. Mais qui, une fois atteint (a priori dans la prochaine décennie), nous débarrasse à jamais, et pour tous, de la crainte de cette maladie.

Des cas de polio liés au vaccin oral

À côté du vaccin inactivé, il existe aussi un vaccin atténué, le vaccin de Sabin, qui contient des souches vivantes du virus. Ce vaccin se présente sous forme orale, ce qui permet de se passer de personnel spécialisé pour son administration. Un atout de taille pour les opérations de vaccination à grande échelle. Autre avantage : contrairement au vaccin inactivé, celui-ci induit une réponse au niveau de l'intestin. Les personnes ainsi vaccinées ne peuvent plus transmettre le virus. Mais ce vaccin pose deux gros problèmes. Il cause entre 1 à 4 accidents paralytiques pour 1 million de personnes vaccinées. Et ses souches virales atténuées peuvent être excrétées dans la nature et retrouver, par une succession improbable de mutations, leur virulence d'antan, entraînant des épidémies localisées dès lors que la population est insuffisamment vaccinée. En 2020, l'OMS a recensé plus de 1 000 cas de poliomyélite liés à ces souches vaccinales circulantes. C'est sept fois plus que le nombre de poliomyélites liées au virus sauvage… Dans une perspective d'éradication du virus, ce vaccin reste nécessaire dans les régions où des souches sauvages continuent à circuler, afin de briser sa propagation. En 2021, un nouveau vaccin oral plus stable génétiquement est à l'essai.

LA ROUGEOLE

Date du 1er vaccin

1963

Types de vaccins

Vaccins atténués

Combinaisons systématiques

Oreillons et rubéole (ROR)

Adjuvant

Non

Qui vaccine-t-on ?

Enfants (à partir de 1 an)

Populations vulnérables

Tout le monde

Protection

Individuelle et collective

Obligatoire

Oui Non

Gravité

Faible Modérée Forte

Risque d'infection

Faible Modéré Fort

Le microbe et son mode de contagion

La rougeole est due à un virus de la famille des *Paramyxoviridae*, dont le réservoir est uniquement humain. Ce virus peut survivre et rester contagieux dans l'air ou sur les surfaces contaminées pendant deux heures. C'est un virus respiratoire : il colonise d'abord le pharynx et les poumons, puis il est transporté par nos cellules immunitaires dans nos ganglions lymphatiques. Dès lors, il passe dans la circulation sanguine et se propage à l'ensemble de l'organisme.

Ce virus se transmet le plus souvent de façon aérienne, à partir d'un malade qui projette des particules de salive contaminées en parlant ou qui émet des aérosols respiratoires en toussant ou en éternuant. Des cas de contaminations ont également été rapportés dans des endroits clos après le départ d'un malade, via l'inhalation d'aérosols contaminés. Enfin, plus rarement, la contamination peut survenir par contact direct, en touchant des surfaces contaminées puis en portant ses doigts à la bouche ou en se frottant les yeux. C'est l'un des agents pathogènes le plus contagieux qu'on connaisse : un malade contamine en moyenne 15 à 20 personnes, sur une période allant de cinq jours avant à cinq jours après l'apparition de l'éruption cutanée.

Qu'est-ce que la rougeole ?

Après une bonne fièvre et de la toux, le symptôme caractéristique de la rougeole est l'éruption cutanée, qui dure de cinq à six jours. Cette maladie est généralement bénigne, mais des complications peuvent survenir, particulièrement chez les moins de 1 an ou les plus de 20 ans : des pneumonies graves, des complications neurologiques (inflammation aiguë du cerveau, syndrome de Guillain-Barré) parfois irréversibles, voire des décès (moins de 1 pour 1 000 chez les personnes à risque). On note également une baisse globale de l'immunité durant une à six semaines après la maladie, donc une susceptibilité accrue aux infections secondaires. Au cours de l'année 2019, 2 636 cas de rougeole ont été déclarés en France. Vu le faible taux de notification, le nombre de cas réel dépasse probablement le double. Parmi ces cas notifiés, 752 ont été hospitalisés (28,5 %) ; on déplore par ailleurs 2 décès de jeunes adultes immunodéprimés. Entre 86 à 88 % des cas de rougeole notifiés sont survenus chez des sujets non ou insuffisamment vaccinés.

Il n'existe pas de médicament efficace contre le virus de la rougeole.

Quels sont les vaccins utilisés ?

Les deux seuls vaccins disponibles en France sont des vaccins à germes entiers qui contiennent des souches entières du virus atténué, couplé aux virus des oreillons et de la rubéole. C'est le ROR. L'efficacité contre la rougeole est estimée à plus de 92 %, sur une très longue durée.
En 2018, plus de 83 % des enfants de 2 ans avaient reçu leurs deux doses de vaccin ROR. Du fait de son contenu en microbes vivants, ce vaccin déclenche plus fréquemment que les autres des rougeurs au point d'injection, de la fièvre, voire des éruptions cutanées ou des infections des voies respiratoires supérieures (entre 1 et 10 %).
Les vaccins atténués sont en général contre-indiqués en cas d'immunodépression et durant la grossesse.

Pourquoi vacciner ?

Il s'agit tout d'abord de se protéger soi-même des complications qui peuvent survenir, particulièrement chez les adultes. En empêchant la transmission du pathogène, cette vaccination protège également les personnes immunodéprimées qui, non seulement, sont les plus vulnérables face à ce virus, mais ne peuvent recevoir de vaccins contenant des microbes vivants (même atténués, ces microbes pourraient, chez elles, déclencher des infections). En ce sens, la vaccination contre la rougeole a une forte portée altruiste. La question économique n'est pas non plus négligeable : une épidémie de rougeole représente en effet un coût considérable pour un État (hospitalisations, perte de productivité, etc.).

Ce vaccin cause-t-il l'autisme ?

En 1998, un gastro-entérologue anglais, Andrew Wakefield, publie la description de douze enfants souffrant de problèmes intestinaux et de troubles du comportement (dont neuf s'apparentent à l'autisme). Pour huit d'entre eux, les parents estimaient que leurs enfants avaient commencé à développer ces symptômes juste après une injection du ROR. Le chercheur fait alors l'hypothèse que le virus atténué de la rougeole contenu dans le vaccin provoque une inflammation dans l'intestin, rendant sa paroi perméable à d'autres molécules qui gagneraient alors la circulation sanguine, puis le cerveau. Outre la très faible qualité méthodologique de l'étude, l'indépendance du chercheur a été mise en cause lorsqu'on a découvert qu'il avait été payé par les parents à hauteur de 500 000 euros pour témoigner au procès qu'ils avaient intenté aux fabricants du vaccin, et qu'il avait également déposé un brevet pour un nouveau vaccin contre la rougeole, censé être plus sûr. De nombreuses études et méta-analyses ont été menées depuis. Elles ne mettent au jour aucun lien entre la couverture vaccinale du ROR et le taux d'autisme, ni aucune augmentation de risque d'autisme chez les personnes vaccinées par rapport aux non-vaccinés.

LA RUBÉOLE

Date du 1er vaccin

1969

Types de vaccins

Vaccins atténués

Combinaisons systématiques

Rougeole et oreillons (ROR)

Adjuvant

Non

Qui vaccine-t-on ?

Enfants (à partir de 1 an)

Populations vulnérables

Fœtus

Protection

Collective

Obligatoire

Oui Non

Gravité (pour le fœtus)

Faible Modérée Forte

Risque d'infection

Faible Modéré Fort

Le microbe et son mode de contagion

La rubéole est due à un virus, *rubella virus*, dont le seul hôte connu est l'homme. Lorsqu'il est inhalé, il se multiplie d'abord dans les voies respiratoires, puis il se diffuse par voie sanguine à l'ensemble de l'organisme. C'est un virus relativement fragile, qui se transmet selon deux voies principales : via les sécrétions qu'une personne infectée peut émettre en toussant ou en éternuant et par voie transplacentaire, si l'infection a lieu pendant la grossesse. Dans ce cas, après avoir infecté le placenta, le virus se propage au sein du système vasculaire du fœtus et détruit ou ralentit les cellules qu'il infecte.
Ce virus sévit en général par cycle, avec des épidémies tous les cinq à neuf ans.

Qu'est-ce que la rubéole ?

Dans plus de la moitié des cas, l'infection est bénigne, voire totalement asymptomatique. Dans le cas contraire, la maladie débute par une fièvre modérée, suivie d'une éruption cutanée qui ressemble un peu à celle de la rougeole. Cette éruption disparaît généralement sans laisser de traces au troisième jour. Les complications sont rares. Des inflammations articulaires peuvent subsister quelque temps, et des encéphalites sont rapportées dans environ 1 cas pour 6000 infections. Les cas de transmission transplacentaire sont les plus problématiques. Entre 70 et 100 % des femmes qui contractent ce virus durant les dix premières semaines de leur grossesse perdent leur bébé ou donnent naissance à un nourrisson mort-né ou malformé. Le risque diminue ensuite jusqu'à devenir quasi nul après la seizième semaine de grossesse.

Avant l'introduction du vaccin antirubéoleux, l'incidence de ce syndrome de rubéole congénitale était comprise entre 0,1 et 0,2 pour 1 000 naissances vivantes, et jusqu'à 4 pour 1 000 en situation d'épidémie. Aujourd'hui, on compte moins de 10 cas de rubéole congénitale chaque année en France (0,01 cas pour 1 000 naissances). Le virus circule donc encore, mais très faiblement.

Après une première rencontre avec ce virus, on considère l'immunité définitive.

Il n'existe aucun traitement contre la rubéole.

Quels sont les vaccins utilisés ?

Les deux vaccins disponibles en France contiennent la même souche du virus atténuée, couplée aux

virus des oreillons et de la rougeole. L'efficacité contre la rubéole est estimée à plus de 90 %, sur plus de vingt ans.
En 2018, plus de 83 % des enfants de 2 ans avaient reçu leurs deux doses de vaccin ROR. Du fait de son contenu en microbes vivants, ce vaccin déclenche plus fréquemment que les autres des rougeurs au point d'injection, de la fièvre, voire des éruptions cutanées ou des infections des voies respiratoires supérieures (entre 1 et 10 %).
Les vaccins atténués sont en général contre-indiqués en cas d'immunodépression et durant la grossesse.

Pourquoi vacciner ?

Parmi toutes les vaccinations proposées en France, celle contre la rubéole est sans aucun doute la plus altruiste. On vaccine l'ensemble des nourrissons, non pas pour les protéger eux-mêmes, car chez eux ce virus est tout à fait bénin, mais pour limiter la circulation du virus parmi la population et ainsi protéger plus faibles qu'eux : les fœtus. On aurait pu imaginer vacciner uniquement les femmes enceintes, mais cela n'est pas possible, car les vaccins qui contiennent des pathogènes vivants sont déconseillés durant la grossesse, par crainte d'effets secondaires sur les fœtus. D'où cette vaccination généralisée des nourrissons pour le bénéfice d'autres d'individus, qui plus est, non encore nés !

Une situation plus risquée en cas de couverture vaccinale faible

En Grèce, la vaccination ROR a débuté dans les années 1975, mais elle n'était pas systématiquement proposée aux nourrissons. Ainsi, moins de la moitié des enfants recevaient ce vaccin. En 1993, une épidémie de rubéole s'est déclarée, entraînant 25 cas de rubéole congénitale, dont 7 décès. Un record depuis les années 1950 ! Comment expliquer un tel paradoxe ? En vaccinant la moitié des enfants, le virus perd de nombreux individus où se multiplier et se diffuser : il circule donc moins qu'avant, et le nombre d'infections diminue globalement. Le problème vient du fait que les personnes non vaccinées ont moins de « chance » de croiser ce virus durant leur enfance, ce qui les laisse vulnérables quand ils sont en âge de procréer. Avant la vaccination, c'était en moyenne à l'âge de 10 ans que l'on croisait la route du virus pour la première fois, ces enfants étant dès lors immunisés à vie. En Grèce, en 1993, cette moyenne était de 17 ans. Voilà pourquoi il y avait nécessairement plus de personnes susceptibles d'être infectées autour de la trentaine, l'âge moyen de la maternité. D'où l'importance d'une couverture vaccinale élevée dès lors que l'on commence à vacciner contre la rubéole.

LES INFECTIONS À MÉNINGOCOQUES

Date du 1er vaccin

1969

Types de vaccins

Vaccins conjugués ou Vaccins à sous-unités

Combinaisons fréquentes

Vaccins monovalents (contre le méningocoque C ou B), bivalents (A et C) ou tétravalents (A, C, W et Y)

Adjuvant

Oui (sauf les vaccins tétravalents)

Qui vaccine-t-on ?

Nourrissons

Populations vulnérables

Tout le monde

Protection

Individuelle

collective (pour les vaccins conjugués)

Obligatoire

Oui — Non

Pour le méningocoque C

Gravité (infection invasive)

Faible — Modérée — Forte

Risque d'infection

Faible — Modéré — Fort

Le microbe et son mode de contagion

Le méningocoque est une bactérie *(Neisseria meningitidis)* qui ne vit que dans les gorges humaines. Les souches responsables d'infection sont quasi toutes encapsulées, c'est-à-dire entourée d'une enveloppe constituée de glucides complexes. Cette capsule se présente sous différentes formes, appelés sérogroupes. Parmi les douze sérogroupes identifiés, les méningocoques A, B, C, W, X et Y sont les plus souvent responsables d'infections.

C'est une bactérie très fragile, qui ne survit pas en milieu extérieur. Il faut donc un contact proche et prolongé pour la transmettre, via des sécrétions contaminées, un échange de salive, une toux ou des postillons. Des transmissions sexuelles ont aussi été décrites.

La plupart du temps, le méningocoque colonise uniquement le rhinopharynx et n'entraîne aucun symptôme. On considère ainsi que 5 à 10 % de la population sont porteurs sains. Toutefois, selon la virulence de la souche, l'altération des défenses immunitaires ou l'intégrité des muqueuses respiratoires, des bactéries peuvent traverser les membranes et atteindre la circulation sanguine. Ces infections dites invasives surviennent dans moins de 1 % des cas, mais elles sont gravissimes. En France, la majorité de ces infections sont liées au sérogroupe B (environ 50 % des cas). Les infections par le sérogroupe W ont fortement augmenté depuis l'arrivée d'une nouvelle souche plus contagieuse en 2010, jusqu'à devenir plus fréquentes que les infections à méningocoque C.

Qu'est-ce que les infections à méningocoques ?

Les signes qu'un méningocoque se dissémine dans le sang sont la fièvre, puis une raideur de la nuque, des violents maux de tête et une altération de l'état de conscience. Les bactéries peuvent ensuite infecter l'ensemble de l'organisme et abîmer différents organes, comme le cœur ou les poumons. Elles peuvent aussi franchir la barrière hémato-encéphalite, entre la circulation sanguine et le système nerveux central, et entraîner une méningite, une infection des membranes qui enveloppent le cerveau et la moelle épinière. La forme la plus sévère est le *purpura fulminans*, caractérisé par des taches pourpres sur la peau et un choc septique. Ces infections sont mortelles dans 10 à 30 % des cas, et pas moins de 15 à 30 % des survivants souffrent de séquelles irréversibles (notamment des amputations ou une surdité).

En France, l'incidence des infections invasives à méningocoques est estimée à 0,7 pour 100 000. Entre 400 et 600 cas d'infection graves à méningocoques sont déclarés chaque année, dont 50 à 60 décès. Les personnes les plus touchées sont les moins de 25 ans, particulièrement les moins de 1 an, mais aussi les sujets âgés de plus de 85 ans. Sans traitement, ces infections invasives sont presque toujours mortelles. Les antibiotiques, lorsqu'ils sont pris suffisamment à temps, permettent de diminuer leur mortalité à environ 10 %. On propose également ces antibiotiques aux cas contacts pour limiter le portage de la bactérie et prévenir sa diffusion.

Quels sont les vaccins utilisés ?

Les premiers vaccins contenaient uniquement des éléments de l'enveloppe de certains sérogroupes. Toutefois, ils ne fonctionnaient pas chez les jeunes enfants, et leur efficacité restait limitée et de courte durée. Depuis les années 1990, on ajoute dans ces vaccins des protéines dites porteuses, qui permettent de mobiliser plus d'acteurs de notre système immunitaire. Deux protéines sont utilisées : soit l'anatoxine diphtérique (voir p. 80), soit l'anatoxine tétanique (voir p. 86). Ces vaccins dits conjugués se sont révélés plus efficaces que les précédents : ils fonctionnent chez les enfants et permettent également de diminuer la transmission de la bactérie. Il existe des vaccins monovalents, qui ne protègent que d'un seul sérogroupe, comme le sérogroupe C, et des vaccins tétravalents, qui protègent contre les méningocoques A, C, W et Y. En France, depuis 2018, les vaccins monovalents contre le sérogroupe C sont obligatoires pour tous les nourrissons. On propose les vaccins tétravalents à l'entourage d'un patient infecté par les sérogroupes A, W ou Y, ainsi qu'aux personnes à risque élevé d'infection invasive (immunodéprimées, porteuses de certains déficits ou ayant reçu une greffe de cellules souches hématopoïétiques, voyageurs dans des régions à risque). Toutefois, ces recommandations nationales pourraient changer, car on assiste ces dernières années à une augmentation des cas d'infections attribuables aux sérogroupes W et Y. Les Pays-Bas ont par exemple adopté une vaccination tétravalente généralisée à la place de la vaccination monovalente contre le sérogroupe C. Notons par ailleurs que la vaccination tétravalente est obligatoire pour se rendre à La Mecque.

L'efficacité de ces vaccins varie selon l'âge (elle est meilleure chez les enfants plus âgés) et le

type de sérogroupe (elle est meilleure avec le sérogroupe C). Dans les pays où la couverture vaccinale contre le méningocoque C dépasse 90 % depuis plusieurs années, on constate une diminution globale de plus de 90 % des cas d'infections. Même parmi les non-vaccinés, on observe une diminution de plus de 65 % des cas notifiés. Ce qui prouve que le vaccin a bel et bien un impact sur la transmission de cette bactérie.
Ces vaccins génèrent fréquemment des réactions au point d'injection (rougeur, œdème et douleur), ainsi que de la fièvre, des vomissements, des maux de tête, des douleurs musculaires et articulaires. En 2019, 84,5 % des enfants de 2 ans étaient vaccinés contre le sérogroupe C.

Pourquoi vacciner ?

Ces vaccins offrent une protection directe, notamment pour les nourrissons, les enfants et les jeunes adultes, qui sont les plus touchés. Ils offrent aussi une protection indirecte, en diminuant la circulation de la bactérie dans la population, ce qui s'avère d'autant plus précieux que l'efficacité de cette vaccination diminue avec le temps. La vaccination généralisée des enfants protège ainsi également les nourrissons non encore vaccinés et les jeunes adultes vaccinés depuis trop longtemps ou qui n'ont jamais été vaccinés.

Quid du sérogroupe B, le plus fréquent ?

Pourquoi ne vaccine-t-on pas systématiquement contre le sérogroupe B alors qu'il s'agit du méningocoque responsable du plus grand nombre d'infections invasives en France ? Parce que sa capsule présente des similitudes avec des éléments du cerveau humain. Ils ne peuvent donc théoriquement pas être reconnus comme un corps étranger par le système immunitaire. Il arrive cependant très rarement qu'ils le soient. Dans ce cas, on encourt un risque de réponse auto-immune : notre système immunitaire pourrait alors s'attaquer à nos propres cellules. Il fallait donc trouver une autre approche vaccinale pour ce sérogroupe. La solution ? Introduire dans ces vaccins non pas des éléments de la capsule, mais des protéines de la bactérie situées juste sous la capsule, dans leur membrane externe. Ces vaccins, qui ont reçu une autorisation de mise sur le marché en 2013 et 2017, confèrent une protection de moins longue durée (environ trois ans). En outre, ils ne semblent pas réduire la transmission et entraînent de plus fortes réactions (fièvre, somnolence, éruption cutanée). Au Royaume-Uni, où ce vaccin a été introduit dans le programme national de vaccination en septembre 2015, une réduction de 73 % des cas d'infections graves au méningocoque B a été observée chez les nourrissons. En France, il n'est pour l'heure recommandé que dans certaines situations spécifiques, notamment en cas d'épidémie localisée ou chez les enfants immunodéprimés.

LA VARICELLE

Date du 1er vaccin 1973	**Types de vaccins** Vaccins atténués
Combinaisons fréquentes –	**Adjuvant** Non
Qui vaccine-t-on ? Les plus de 12 ans non immunisés	**Populations vulnérables** Immunodéprimés, femmes enceintes et fœtus
Protection Individuelle et collective	**Obligatoire** Oui Non

Gravité

Faible – Modérée – Forte

Risque d'infection

Faible – Modéré – Fort

Le microbe et son mode de contagion

Le Varicelle-Zona Virus (VZV) appartient au groupe Herpès. Présent uniquement chez l'homme, il est très contagieux : une personne infectée en contamine dix à douze autres. Le VZV se transmet essentiellement par voie aérienne ou par contact avec des lésions cutanées. Il peut également se transmettre indirectement par l'intermédiaire d'objets ou de surfaces souillés. Ce virus se réplique d'abord dans les ganglions lymphatiques, puis gagne, par le sang, les muqueuses et la peau, occasionnant une éruption de boutons. Le virus migre ensuite par les nerfs dans les ganglions nerveux, où il demeure à vie, sous forme latente.

Qu'est-ce que la varicelle ?

Cette maladie se caractérise par une éruption de boutons qui apparaissent simultanément sur différentes zones du corps. L'éruption s'accompagne d'une fièvre modérée et de fortes démangeaisons. Chez l'enfant, les complications sont exceptionnelles et la guérison se fait spontanément, sans traitement, en une dizaine de jours environ. On estime qu'environ 0,003 % des personnes infectées en meurent.

En revanche, cette maladie peut entraîner des complications graves, voire mortelles chez une personne immunodéprimée : le risque de varicelle sévère (surinfection, atteintes pulmonaires et neurologiques, anomalies cardio-vasculaires, etc.) est alors estimé à 30 %, avec un risque de décès d'environ 10 %. Autre catégorie de personnes à risque : les femmes enceintes. Non seulement pour elles, car elles sont plus sujettes à des varicelles sévères, mais aussi pour leur fœtus. En cas de varicelle chez une femme enceinte au cours des quatre premiers mois de la grossesse, le virus peut entraîner, dans moins de 2 % des cas, des malformations congénitales. Si l'infection a lieu juste avant ou juste après l'accouchement, entre 10 à 20 % des nouveau-nés infectés meurent.
Chaque année, on compte environ 700 000 cas de varicelle, 3 000 hospitalisations et 20 décès.
L'immunité contre la varicelle après une infection est quasi définitive. Actuellement, plus de 90 % de la population est ainsi immunisée naturellement avant l'âge de 10 ans.
Aucun traitement n'est recommandé, mais des antiviraux spécifiques du virus peuvent être prescrits chez les personnes fragiles, notamment immunodéprimées, pour diminuer les risques de complications.

Quels sont les vaccins utilisés ?

Les vaccins contre la varicelle contiennent le virus entier atténué. Avec deux doses, leur efficacité contre toutes les formes de varicelle est supérieure à 90 % et la durée de protection semble très longue (plus de vingt ans). Ils agissent non seulement contre la maladie, mais aussi contre le portage, et donc la contamination. Comme tous les vaccins vivants, ils génèrent plus d'effets indésirables que les autres. De la fièvre, des douleurs au point d'injection, ainsi que des éruptions cutanées sont fréquemment rapportées. Les personnes qui déclarent des éruptions pseudo-varicelleuses après vaccination peuvent être contagieuses.
En France, la couverture vaccinale chez les adolescents et jeunes adultes sans antécédents de varicelle est extrêmement faible (moins de 5 %).
Il existe également des vaccins tétravalents, qui combinent la rougeole, les oreillons et la rubéole, non disponibles en France.
Comme tous les vaccins vivants, ces vaccins sont contre-indiqués en cas d'immunodépression ou durant la grossesse.

Pourquoi vacciner ?

En France, la vaccination généralisée des enfants contre la varicelle n'est pas recommandée. Il s'agit ici de prévenir le risque de formes graves chez les adolescents et les adultes non immunisés, en particulier les femmes en âge de procréer. Le vaccin permet également de protéger indirectement les personnes immunodéprimées qui ne peuvent recevoir de vaccin vivant. Les personnes non immunisées qui sont en contact avec de tels patients peuvent se faire vacciner pour limiter le risque de les contaminer.

Un risque pour… les non-vaccinés !

Contrairement à d'autres pays industrialisés (États-Unis, Allemagne, Finlande, Espagne, Italie, par exemple), la France n'a pas introduit cette vaccination dans le calendrier vaccinal des nourrissons. Pourquoi ? Parce que, comme le suggèrent plusieurs travaux, les désavantages sur les personnes non vaccinées pourraient l'emporter sur les bénéfices des individus vaccinés. Lorsque l'on commence à vacciner massivement les nourrissons, on assiste en effet à un déplacement de l'âge auquel survient la maladie. Ce phénomène, déjà pointé dans le cas de la rubéole (voir p. 131), s'explique facilement : en diminuant la circulation du virus, il devient plus rare de croiser sa route. Ainsi, au lieu de s'infecter durant l'enfance, les personnes non vaccinées auront tendance à s'infecter durant l'adolescence ou à l'âge adulte. Or, le taux de complication (pneumonies, complications neurologiques, surinfections) chez les plus de 15 ans est deux fois plus important que chez les moins de 15 ans. Il faut donc s'assurer d'un nombre d'individus vaccinés suffisamment important pour ne pas se retrouver avec plus de cas graves qu'avant. D'après l'OMS, le seuil se situe autour de 80 % d'individus vaccinés. Un seuil qui paraissait difficilement accessible en France, à l'époque où la plupart des vaccins pédiatriques n'étaient pas obligatoires.

LES INFECTIONS À HAEMOPHILUS INFLUENZAE B

Date du 1er vaccin

1974

Types de vaccins

Vaccins conjugués

Combinaisons fréquentes

Diphtérie, tétanos, poliomyélite, coqueluche et parfois hépatite B

Adjuvant

Oui, dans le cas des vaccins combinés

Qui vaccine-t-on ?

Nourrissons

Populations vulnérables

Tout le monde

Protection

Individuelle et collective

Obligatoire

Oui Non

Gravité (infection invasive)

Faible Modérée Forte

Risque d'infection

Faible Modéré Fort

Le microbe et son mode de contagion

Haemophilus influenzae b, ou Hib, est le sérotype le plus virulent de l'espèce *Haemophilus influenzae*. On ne trouve cette bactérie que chez les humains, essentiellement les enfants. Avant la généralisation de la vaccination, entre 3 et 5 % d'entre eux en étaient porteurs. La plupart du temps, elle n'occasionne aucun dégât. Mais elle peut parfois causer des infections locales (otites, infections du larynx, pneumonies). Plus grave : comme son nom l'indique, *Haemophilus* aime le sang. Selon les particularités de la bactérie et celles de l'hôte, Hib peut, de manière rarissime, traverser le rhinopharynx, envahir la circulation sanguine et se propager pour atteindre des sites normalement stériles. Ce sont les infections dites invasives. Des antécédents d'infections des voies respiratoires supérieures pourraient être des facteurs favorisants.

Qu'est-ce que les infections à Haemophilus influenzae b ?

Une fois dans le sang, la bactérie se propage dans l'organisme. Elle peut alors causer des septicémies et de graves pneumonies. Mais la plupart du temps, elle franchit la barrière hémato-encéphalite et infecte les méninges, les membranes qui entourent le cerveau et la moelle épinière, particulièrement sensibles à cette bactérie. Les méningites représentent ainsi 60 % des infections invasives. Et elles sont graves : le taux de létalité est d'environ 3 % chez les enfants, et dans plus de 10 % des cas, les victimes en gardent des séquelles à vie (surdité, cécité).

Ces infections confèrent une bonne immunité naturelle, mais uniquement à partir de 2 ans. Avant l'âge de 18 mois, le système immunitaire est incapable de réagir aux pathogènes enveloppés dans des enveloppes de glucides, telle la bactérie *Haemophilus influenzae*. En revanche, si la mère a développé une immunité contre ces bactéries, une protection passive via les anticorps maternels peut protéger le nourrisson au cours des six premiers mois.

En France, on compte entre 10 et 30 cas d'infections invasives à Hib chaque année, dont un tiers de méningites.

Les infections à Hib peuvent se traiter avec des antibiotiques, mais le nombre de souches résistantes est en hausse.

Quels sont les vaccins utilisés ?

Les vaccins contre Hib fonctionnent selon le même principe que ceux contre les méningocoques ou les pneumocoques. Depuis le début des années 1990, ils contiennent la capsule de la bactérie, couplée à une protéine porteuse, en l'occurrence la protéine tétanique (ou une protéine de méningocoque pour l'un d'entre eux). Ces vaccins protègent uniquement contre *Haemophilus influenzae b*; ils n'ont aucun effet sur les autres bactéries du genre *Haemophilus*. Un seul vaccin existe sous forme monovalente en France. Les autres sont couplés avec quatre ou cinq autres pathogènes (diphtérie, tétanos, poliomyélite, coqueluche et parfois hépatite B).

Ces vaccins sont reconnus comme très efficaces, y compris chez les nourrissons. Trois ans après la généralisation de cette vaccination chez tous les nourrissons en 1992, l'incidence des infections invasives à Hib était divisée par deux et celle des méningites, par dix. Ces vaccins agissent également sur le portage de la bactérie : ils limitent donc sa transmission. Toutefois, la protection conférée semble de plus courte durée que les autres vaccins.

En 2016, 96,1 % des enfants étaient vaccinés en France (3 doses).

Pourquoi vacciner ?

L'enjeu de cette vaccination est d'éviter les cas d'infections invasives à Hib chez les moins de 2 ans. Dans cette tranche d'âge, l'immunité naturelle ne fonctionne pas. Au-delà de cet enjeu individuel, cette vaccination revêt un enjeu collectif, car en vaccinant son enfant contre Hib, on participe aussi à diminuer la circulation de cette bactérie, et donc à protéger les nourrissons non encore vaccinés.

Un succès fragile ?

Durant les années 1980, Hib était responsable d'environ 1 000 infections invasives chaque année en France, dont une trentaine de décès. Vingt ans plus tard, après la généralisation de cette vaccination à l'ensemble des nourrissons, les autorités françaises recensaient moins de 10 infections invasives à Hib par an. Un succès partagé par tous les pays ayant introduit ce vaccin. Mais depuis 2017, le décompte annuel est repassé au-dessus de la barre des 10 infections invasives. En 2019, on en a déploré 25. Il est évidemment trop tôt pour parler d'une véritable tendance à la hausse, mais il faut néanmoins noter que la situation est identique dans d'autres pays européens. Cela pourrait notamment s'expliquer par un changement de stratégie vaccinale dans plusieurs pays. Jusqu'en 2013, trois injections étaient pratiquées durant les premiers mois de vie du nourrisson, puis un rappel avait lieu au cours de sa deuxième année. Désormais, seules deux injections sont effectuées les premiers mois, avant l'administration d'une dose de rappel à 11 mois. Si cette nouvelle stratégie ne semble pas poser de problèmes pour les autres maladies incluses dans le vaccin combiné, elle pourrait s'avérer insuffisante pour conférer une protection efficace et durable contre Hib. Le Centre national de référence des méningocoques et Haemophilus influenzae recense en effet de plus en plus d'échecs vaccinaux : des enfants correctement vaccinés selon le nouveau schéma sont malgré tout victimes d'infections invasives à Hib.

L'HÉPATITE B

Date du 1er vaccin

1976

Types de vaccins

Vaccins à sous-unités

Combinaisons fréquentes

Diphtérie, tétanos, poliomyélite, coqueluche et Hib ou avec hépatite A

Adjuvant

Oui

Qui vaccine-t-on ?

Nourrissons Soignants

Populations vulnérables

Personnes à risque

Protection

Individuelle et collective

Obligatoire

Oui Non

Gravité

Faible Modérée Forte

Risque d'infection

Faible Modéré Fort

Le microbe et son mode de contagion

L'hépatite B est causée par un virus (VHB), qui regroupe une dizaine de variants. Strictement humain et très résistant, le virus se transmet essentiellement par voie sexuelle et sanguine (transfusion, chirurgie, échange de seringue, etc.) ou à la naissance, de la mère à l'enfant. Plus rares, des cas de transmission par le partage d'objets de toilette (brosses à dents, coupe-ongles, rasoirs) contaminés par des gouttelettes de sang sont également rapportés. Ce virus se multiplie dans les cellules du foie.

Qu'est-ce que l'hépatite B ?

Dans plus de 90 % des cas, le virus de l'hépatite B disparaît spontanément. Mais deux types de complications peuvent survenir. Tout d'abord, l'hépatite fulminante : cette destruction massive du foie survient dans environ 1 cas pour 1 000. En l'absence de greffe, cette forme d'infection est mortelle dans plus de 80 % des cas. Seconde complication : l'infection chronique. Le système immunitaire de 5 à 10 % des personnes infectées ne parvient pas à se débarrasser du virus. Ces porteurs chroniques peuvent rester asymptoma-

tiques et sont alors susceptibles de contaminer leur entourage sans le savoir. Entre 2 et 10 % d'entre eux développent, quelques années plus tard, des cirrhoses, voire des cancers du foie.
En 2016, on estimait à plus de 135 000 le nombre de porteurs chroniques de l'hépatite B, dont 17 % ignoraient qu'ils l'étaient, essentiellement des hommes de plus de 60 ans (chiffres non réactualisés depuis). Entre 1 300 et 1500 décès seraient directement dus à ce virus chaque année en France.
Chez l'adulte, la plupart des infections aiguës confèrent une bonne immunité à d'éventuelles réinfections. Chez le nourrisson, en revanche, les infections par le VHB entraînent une réponse immunitaire inadaptée, qui se transforme dans environ 90 % des cas en infection chronique.
Bien qu'aucun traitement ne permette d'éradiquer le virus, certains antiviraux parviennent à réduire l'inflammation et à freiner la progression vers une cirrhose. Ces traitements comportent de nombreux effets secondaires et contre-indications.

Quels sont les vaccins utilisés ?

Les vaccins actuellement disponibles en France contiennent une protéine spécifique de l'enveloppe du virus. Celle-ci est produite par génie génétique : l'ADN codant pour cette protéine est introduit dans des cellules de levures, qui vont alors la fabriquer elles-mêmes. Cette protéine est ensuite purifiée et combinée à d'autres vaccins ou utilisée seule.
Ces vaccins sont efficaces : plus de 90 % des personnes qui reçoivent trois doses sont protégées contre la maladie durant plusieurs décennies. Ils empêchent également le portage du virus et réduisent donc sa circulation globale.
En 2018, 90,4 % des enfants de 2 ans étaient vaccinés contre l'hépatite B en France.

Pourquoi vacciner ?

Dans un pays à faible incidence comme la France, l'enjeu de cette vaccination est avant tout de protéger les groupes à risque afin de diminuer le nombre de porteurs chroniques. Ces groupes à risque sont les personnes originaires de pays où la maladie est fréquente (Afrique subsaharienne et Asie du Sud-Est notamment), les toxicomanes, les travailleurs du sexe ou les personnes prenant des risques sexuellement (grand nombre de partenaires sans protection) ou encore les professions exposées au sang. Jusqu'au début des années 1990, la stratégie adoptée consistait à ne vacciner que ces groupes. Mais la maladie ne régressait pas pour autant, sans doute faute de parvenir à identifier à temps toutes les personnes à risque. L'OMS a alors préconisé une vaccination généralisée à l'ensemble des nourrissons, stratégie adoptée par la France dès 1994.

Le grand traumatisme français

À la suite de la recommandation de l'OMS, la France lance, en 1994, une vaste campagne de vaccination. En l'espace de quatre ans, un tiers de la population française est vacciné contre l'hépatite B, dont de très nombreux adultes. Un record à l'échelle mondiale. Record qui se transforme très vite en polémique, à mesure que des cas de sclérose en plaques sont notifiés chez des personnes récemment vaccinées. On passe ainsi de 36 scléroses en plaques post-vaccinales signalées en 1992 à 246 en 1996. Ce signal était attendu puisque la puberté et l'âge adulte sont les périodes d'apparition privilégiées des maladies auto-immunes, dont fait partie la sclérose en plaques. Plus on vaccine dans ces groupes d'âge, plus on risque de voir apparaître des scléroses dans les mois qui suivent la vaccination. Mais comment savoir s'il s'agit uniquement de coïncidences ou si certaines de ces affections sont causées par les injections ? Plus d'une douzaine d'études ont été menées en France et ailleurs : une seule montre une augmentation, faible mais statistiquement significative, du risque de développer une sclérose chez l'adulte dans les trois ans suivant l'administration du vaccin. Aujourd'hui, cette vaccination vise le nourrisson, et l'on n'observe aucune apparition de sclérose en plaques (cette maladie est rarissime chez les enfants).

LES INFECTIONS À PNEUMOCOQUES

Date du 1er vaccin 1977	**Types de vaccins** Vaccins conjugués
Combinaisons fréquentes –	**Adjuvant** Oui
Qui vaccine-t-on ? Nourrissons	**Populations vulnérables** Tout le monde
Protection Individuelle et collective	**Obligatoire** Oui Non

Gravité (infection invasive)
Faible – Modérée – Forte

Risque d'infection
Faible – Modéré – Fort

Le microbe et son mode de contagion

Les infections à pneumocoques sont dues à une bactérie appelée *Streptococcus pneumoniae*. Cette bactérie vit dans le nez et la gorge des humains (surtout des enfants) et de certains animaux (rats, souris, chiens, etc.). En France, plus d'un enfant sur deux en est porteur. Ce sont des porteurs sains : ces bactéries sont présentes de manière transitoire et en faible quantité. On distingue plus de 90 sérotypes, en fonction des caractéristiques de l'enveloppe de la bactérie. Seule une dizaine de sérotypes sont responsables de la majorité des infections. Les pneumocoques se transmettent par les particules de salive, via les éternuements, la toux ou encore les baisers d'une personne malade ou simplement porteuse.

En fonction de la susceptibilité individuelle (notamment en cas de pathologie chronique ou à l'occasion d'une autre infection) et de la virulence de la souche en présence, ces bactéries peuvent se multiplier et se propager vers l'oreille et l'arbre respiratoire. Plus exceptionnellement, elles peuvent aussi s'infiltrer dans la circulation sanguine et entraîner des méningites, des septicémies ou des bactériémies. Ces infections invasives surviennent plus fréquemment avant 1 an et après 80 ans.

Qu'est-ce que les infections à pneumocoques ?

Lorsque la contamination se cantonne aux voies respiratoires supérieures, elle peut entraîner des sinusites ou des otites. On estime ainsi qu'au moins 30 % des otites des enfants sont dues aux pneumocoques. Si les bactéries envahissent les poumons, on développe une pneumonie. Et lorsqu'elles passent dans le sang et infectent les méninges, une méningite. Ces deux types d'infections sont graves et nécessitent le plus souvent une hospitalisation. En France, malgré l'antibiothérapie, leur taux de létalité varie entre 5 et 30 %, avec des taux supérieurs aux âges extrêmes de la vie.

En France, on estime à 455 000 le nombre total d'infections à pneumocoques chaque année, dont 4 000 à 7 000 infections invasives. La mortalité des pneumonies invasives hospitalisées varie de 8 % à 35 %, selon l'âge. L'incidence des infections invasives à *Streptococcus pneumoniae* a significativement diminué depuis l'introduction des vaccins, dans toutes les catégories d'âge, ce qui prouve l'effet indirect de ces vaccins sur le portage de la bactérie. Depuis 2014, on observe toutefois une augmentation de l'incidence des infections invasives à pneumocoques, notamment par les souches non incluses dans le vaccin. En général, l'immunité consécutive à une infection est spécifique au sérotype en cause, mais il existe tout de même une certaine protection croisée entre sérotypes apparentés.

Lorsqu'elles sont prises en charge précocement, les infections à pneumocoques peuvent se traiter par antibiothérapie. Toutefois, de plus en plus de souches deviennent résistantes aux antibiotiques.

Quels sont les vaccins utilisés ?

Depuis 2010, le vaccin utilisé contient des éléments de l'enveloppe de 13 sérotypes de pneumocoques, conjugués avec une protéine modifiée de la toxine diphtérique. C'est le Prévenar 13. Depuis son utilisation, on assiste à une quasi-disparition des sérotypes inclus dans le vaccin, à l'exception du sérotype 3. On voit en revanche émerger d'autres sérotypes non vaccinaux, contre lesquels le vaccin ne protège pas. D'où la nécessité d'adapter la formule des futurs vaccins en fonction des souches qui entraînent le plus d'infections.

La protection du nourrisson contre les infections liées aux sérotypes inclus dans le vaccin est élevée (supérieure à 90 %). Mais à cause de la grande diversité des sérotypes en circulation, ce vaccin ne diminue « que » de moitié le nombre de nouveaux cas d'infections invasives chez l'enfant. L'efficacité vaccinale varie entre 55 et 70 % contre les otites, entre 30 et 40 % contre les pneumonies. Enfin, on constate également un effet indirect du vaccin chez les non-vaccinés, avec une diminution du taux d'infection invasive et de pneumopathie d'environ 20 %. Ce vaccin entraîne fréquemment de la fièvre, une douleur au point d'injection, des rougeurs et une somnolence.

En 2018, 92,4 % des enfants de 24 mois avaient reçu les trois doses nécessaires à une vaccination complète en France.

Il existe également un autre vaccin contenant les éléments de 23 sérotypes (Pneumovax). Ce vaccin n'étant pas conjugué, il est donc très peu efficace chez les jeunes enfants. En outre, il n'agit pas sur le portage de la bactérie et ne protège pas contre les infections des voies aériennes supérieures. Il est recommandé aux patients immunodéprimés ou à risque d'infection invasive à pneumocoques (en cas d'insuffisance respiratoire chronique ou en présence d'une brèche dans la barrière sang-cerveau, par exemple).

Pourquoi vacciner ?

La vaccination permet de protéger directement les enfants vaccinés, notamment des infections invasives, qui restent graves malgré les traitements antibiotiques. Elle permet par ailleurs, en diminuant la circulation de *Streptococcus pneumoniae*, de protéger indirectement les plus de 65 ans et les immunodéprimés, très touchés par ces infections et chez qui les vaccins sont peu efficaces.

Un précieux effet collatéral...

Ce vaccin, et dans une moindre mesure celui contre *Haemophilus influenzae* de type b (Hib), offre un effet collatéral particulièrement intéressant de nos jours : il permet de réduire l'usage des antibiotiques, utilisés massivement pour soigner ces infections. C'est vrai pour la France, où plusieurs centaines de milliers d'infections à pneumocoques sont traitées par antibiotiques chaque année. C'est vrai aussi à l'échelle planétaire, où plus de 14 millions d'infections sérieuses à pneumocoques surviennent chaque année d'après l'OMS. Or, l'usage massif d'antibiotiques favorise l'émergence de souches résistantes. Une étude estime qu'une vaccination généralisée contre les pneumocoques permettrait de réduire de 8 % l'usage des antibiotiques. Selon l'Alliance globale pour les vaccins et l'immunisation (GAVI), les vaccinations contre les pneumocoques et Hib dans le monde auraient permis d'éviter le recours à près de 14 millions de doses d'antibiotiques entre 2011 et 2015.

L'HÉPATITE A

Date du 1er vaccin

1992

Types de vaccins

Vaccins inactivés

Combinaisons fréquentes

Hépatite B ou typhoïde

Adjuvant

Oui

Qui vaccine-t-on ?

Voyageurs

Populations vulnérables

Voyageurs

Protection

Individuelle

Obligatoire

Oui Non

Gravité

Faible Modérée Forte

Risque d'infection

Faible Modéré Fort

Le microbe et son mode de contagion

Le virus de l'hépatite A (VHA) appartient à la famille des *Picornaviridae*, qui regroupe également les poliovirus. Si son réservoir est uniquement humain, il survit particulièrement longtemps en milieu extérieur. Après avoir été ingéré, ce virus passe dans la circulation sanguine, où il est transporté jusqu'à sa cible : le foie, dans lequel il se multiplie.
La transmission de la maladie s'effectue essentiellement à partir du virus présent dans les selles des personnes infectées. Elle peut se faire soit directement, le plus souvent par l'intermédiaire de mains souillées, soit indirectement, par la consommation d'eau ou d'aliments contaminés. Dans ce cas, des épidémies localisées apparaissent. Enfin, le virus peut également se transmettre lors de relations sexuelles, notamment lors de rapports digito ou oro-anaux.

Qu'est-ce que l'hépatite A ?

Chez les enfants, l'hépatite A passe le plus souvent inaperçue. Chez l'adulte, elle se manifeste fréquemment par des maux de ventre, une jaunisse et de la fièvre. Dans plus de 85 % des cas, ces symptômes disparaissent en dix à vingt jours. Mais il faut parfois – rarement – plusieurs semaines, voire plusieurs mois, pour se rétablir. Beaucoup plus rarement encore, chez les plus de 50 ans souffrant généralement d'autres pathologies, on observe des hépatites fulminantes, c'est-à-dire une destruction d'une partie du foie. Sans traitement, et notamment sans greffe de foie, 70 à 80 % de ces hépatites fulminantes conduisent au décès. Globalement, le taux de létalité de l'hépatite A est estimé entre 0,1 et 0,3 % en France (1,8 % parmi les plus de 50 ans).

La circulation du virus dépend fortement des conditions d'hygiène, notamment du niveau d'assainissement et de l'accès à l'eau potable. En France, elle est très faible. Néanmoins, quelque 1 300 cas d'hépatite A ont été déclarés en 2019. Dans près de la moitié des cas, un voyage au-delà des frontières françaises (notamment en Afrique, au Moyen-Orient ou en Asie) dans les deux à six semaines précédant les symptômes est rapporté. L'infection confère une immunité à vie.

Il n'existe pas de traitement spécifique contre le virus de l'hépatite A.

Quels sont les vaccins utilisés ?

Ces vaccins contiennent des souches de virus entier. Ces souches sont d'abord cultivées sur des cellules humaines, puis purifiées avant d'être inactivées par le formol. Les vaccins qui visent les enfants sont moins dosés en virus que ceux destinés aux adultes. Certains de ces vaccins sont combinés avec l'hépatite B ou la typhoïde. Selon les études, le taux d'efficacité vaccinale varie entre 85 et 97 %, avec une durée d'efficacité d'au moins dix ans. Parmi les effets indésirables fréquemment rapportés, on signale des maux de tête, des troubles digestifs, une douleur et une rougeur au point d'injection.

Pourquoi vacciner ?

Il s'agit de protéger les personnes exposées à ce virus pour éviter les formes graves de la maladie. Cette vaccination est donc conseillée à tous les voyageurs devant séjourner dans une région du monde où l'hygiène est précaire. Elle est également préconisée aux personnes dont au moins un des membres de la famille voyage dans ces pays, ou dont l'entourage est infecté. On la propose aussi dans tous les milieux où il existe un risque accru de transmission féco-orale, ainsi qu'aux personnes qui présentent un risque élevé de forme grave parce qu'elles sont atteintes de mucoviscidose ou souffrent d'une maladie du foie.

Épidémie contrôlée chez les hommes gays et bisexuels

En 2017, de nombreux pays d'Europe ont observé non seulement une augmentation des cas d'hépatite A, mais aussi un basculement dans leur répartition entre les sexes. Jusqu'alors, on observait à peu près autant d'hommes que de femmes touchés. Or cette année-là, pour un cas chez les femmes, on en a dénombré cinq chez les hommes ! En cause : une épidémie à l'échelle européenne chez les hommes gays et bisexuels. L'épidémie aurait commencé lors de l'Europride à Amsterdam durant l'été 2016, puis se serait ensuite répandue dans toute l'Europe. En France, le nombre de cas d'hépatite A est passé de 697 en 2016 à plus de 3 300 en 2017, un record pour la dernière décennie. L'organisation de campagnes de vaccination ciblées et les mesures de prévention mises en place autour des personnes contaminées ont participé au contrôle progressif de l'épidémie.

LE ZONA

Date du 1er vaccin

1992

Types de vaccins

Vaccins atténués

Combinaisons fréquentes

–

Adjuvant

Non

Qui vaccine-t-on ?

Personnes agées

Populations vulnérables

Personnes agées

Protection

Individuelle

Obligatoire

Oui Non

Gravité

Modérée

Faible Forte

Risque d'infection

Modéré

Faible Fort

Le microbe et son mode de contagion

Le virus responsable du zona est le même que celui de la varicelle : le Varicelle-Zona Virus (VZV). Après une première infection, ce virus migre dans les ganglions nerveux où il demeure à vie, sous forme latente. Environ 5 % des neurones situés dans les ganglions trigéminaux, au niveau des tempes, conservent ainsi des particules virales après une première infection. Dans certaines conditions, lorsque le système immunitaire s'affaiblit (vieillissement, fièvre, infection, stress), ces particules virales se réveillent, puis migrent de nouveau vers la peau et les muqueuses, provoquant un zona.

Qu'est-ce que le zona ?

Entre 15 et 20 % des personnes auparavant infectées par le VZV subissent une réactivation du virus à un moment de leur vie. Cette réactivation survient lors d'un surmenage, d'un stress ou d'une maladie (infection à VIH, cancer, traitement immunosuppresseur, maladie infectieuse). Mais c'est avant tout le vieillissement, en raison d'une baisse de l'immunité, qui explique ces réactivations. Plus de la moitié des cas de zona rapportés surviennent ainsi chez les plus de 60 ans. Cette maladie se traduit par des éruptions douloureuses, qui apparaissent dans différentes régions selon les fibres nerveuses concernées (thorax, région dorso-lombaire, bas de l'abdomen). Plus rarement, le zona peut atteindre le visage et entraîner des douleurs oculaires – on parle alors de zona ophtalmique. Des complications (surinfections, douleurs persistantes, paralysie des mouvements oculaires) surviennent en moyenne dans 10 % des cas, mais on en meurt très rarement (dans moins de 0,05 % des cas). Le fait d'avoir eu un zona ne protège pas d'une éventuelle récidive.

En France, on observe, chez les plus de 60 ans, entre 5 et 10 cas de zona pour 1 000 personnes.

Le traitement du zona repose sur l'administration d'antiviraux au plus tard dans les trois jours qui suivent le début de l'éruption, mais leur efficacité est limitée. Des antidouleurs sont souvent nécessaires.

Quels sont les vaccins utilisés ?

Comme pour la varicelle, le vaccin contre le zona contient le virus entier atténué. Seule différence : le nombre de particules virales y est beaucoup plus élevé, afin que le système immunitaire moins réactif des personnes âgées puisse être sollicité. Chez les personnes de plus de 60 ans, son efficacité reste toutefois médiocre : il diminue l'incidence du zona d'environ 50 %, et celle des douleurs post-zostériennes de 60 %. Sa durée de protection est estimée à moins de dix ans. Il entraîne fréquemment des maux de tête, des douleurs au point d'injection et des éruptions cutanées.

En France, moins de 2 % des 65-75 ans étaient vaccinés contre le zona en 2018.

Les vaccins atténués sont contre-indiqués en cas d'immunodépression et durant la grossesse.

Pourquoi vacciner ?

Ce vaccin vise à diminuer le risque de zona et surtout de douleurs persistantes ou d'hospitalisation chez les plus de 65 ans. Il s'agit aussi de diminuer le fardeau économique lié à ces infections. Toutefois, selon la Haute Autorité de Santé, ce vaccin n'apporte qu'une amélioration mineure dans la prévention du zona.

La vaccination contre la varicelle favorise-t-elle l'apparition du zona ?

L'hypothèse paraît farfelue. Elle est pourtant prise très au sérieux par les spécialistes. Des études épidémiologiques ont en effet montré que les personnes exposées à plusieurs reprises à des cas de varicelle développent moins de zonas que les autres. L'explication pourrait être la suivante : des contacts répétés avec le virus tout au long de la vie permettraient d'entretenir un niveau d'immunité essentiel pour limiter les réactivations de nos virus endormis dans nos ganglions. En diminuant la circulation du virus, l'immunité serait moins fréquemment entretenue, ce qui pourrait dès lors favoriser ces phénomènes de réactivation. Cette hypothèse semble se vérifier dans certains pays qui ont introduit une vaccination généralisée contre la varicelle, notamment aux États-Unis et en Australie. Mais l'augmentation du nombre de zonas s'observe également en dehors de ces pays, sur des populations non vaccinées, notamment à cause du vieillissement de la population. Il sera d'autant plus difficile de trancher cette question que de plus en plus de pays recommandent désormais à la fois la vaccination contre la varicelle chez les nourrissons et contre le zona chez les personnes âgées, pour limiter ce risque théorique.

LES INFECTIONS À ROTAVIRUS

Date du 1er vaccin

1998

Types de vaccins

Vaccins atténués

Combinaisons fréquentes

–

Adjuvant

Non

Qui vaccine-t-on ?

Vaccin non recommandé en France

Populations vulnérables

Nourrissons

Protection

Individuelle et collective

Obligatoire

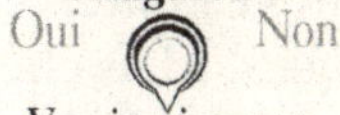

Vaccination non recommandée actuellement

Gravité

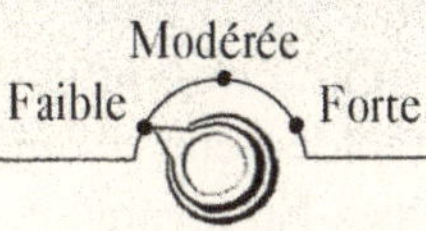

Risque d'infection

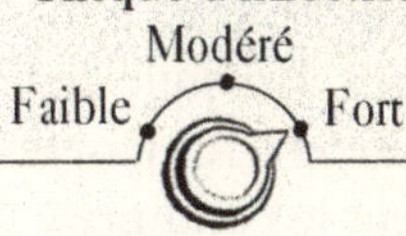

Le microbe et son mode de contagion

Les rotavirus regroupent plusieurs virus, classés selon leurs caractéristiques anatomiques en sept groupes, dont trois infectent l'homme (majoritairement le groupe A). Ils infectent pratiquement tous les mammifères, ainsi que certains oiseaux, mais les cas de contamination humaine par des souches animales semblent rares. Extrêmement résistants, les rotavirus se transmettent via les mains souillées par des selles ou des vomissements d'une personne infectée, ou par l'ingestion d'eau ou d'aliments contaminés. Ils se multiplient ensuite dans les intestins.

Qu'est-ce que les infections à rotavirus ?

Chez l'adulte, ces infections restent asymptomatiques. Mais chez le jeune enfant, elles peuvent entraîner des diarrhées modérées à sévères. Les rotavirus représentent ainsi la première cause de gastro-entérite aiguë de l'enfant entre 3 mois et 2 ans. Lorsque la diarrhée se combine aux vomissements, l'enfant se déshydrate rapidement, ce qui peut le conduire à être hospitalisé. En revanche, les cas de décès sont très rares : en France, moins de 0,001 % des nourrissons infectés en meurent.

Enfin, de manière rarissime, ces virus pénètrent dans la circulation sanguine et peuvent provoquer des infections extra-intestinales, essentiellement neurologiques (méningite, encéphalite, encéphalopathie).

En France, ces infections seraient responsables chaque année d'environ 155 000 consultations pour diarrhée aiguë chez les enfants de moins de 3 ans et de 14 000 hospitalisations. L'estimation du nombre annuel de décès liés à ces infections varie de 7 à 20.

Du fait de la forte variabilité génétique des souches en circulation, l'infection confère une immunité imparfaite. Elle semble toutefois suffisante pour protéger contre les formes les plus sévères.

Le traitement des gastro-entérites à rotavirus consiste à administrer un soluté de réhydratation à la cuillère toutes les cinq à dix minutes. Aucun antiviral spécifique n'existe contre ces virus.

Quels sont les vaccins utilisés ?

Deux vaccins sont disponibles actuellement en France. Il s'agit de vaccins oraux qui contiennent le virus entier atténué. Leur efficacité sur le terrain varie selon les études : ils préviennent,

dans les pays riches, entre 60 % et 100 % des hospitalisations pour gastro-entérites à rotavirus. Ils limitent également le portage du virus.
Ces vaccins entraînent fréquemment de la fièvre, des diarrhées, voire des vomissements. Plus grave, entre 1 et 6 nourrissons sur 100 000 déclarent une invagination intestinale (une déformation de la paroi intestinale pouvant mener à des occlusions), principalement dans la semaine qui suit l'injection.
Les vaccins atténués sont contre-indiqués en cas d'immunodépression ou durant la grossesse.

Pourquoi vacciner ?

En France, les risques liés à ces infections sont très faibles et on dispose de traitements permettant d'éviter d'éventuelles complications. L'enjeu principal de cette vaccination consiste donc à désengorger les services d'urgence au moment du pic d'incidence hivernal et de diminuer les impacts socio-économiques liés aux hospitalisations des nourrissons. La France avait introduit cette vaccination dans le calendrier vaccinal des nourrissons en 2013, mais a finalement suspendu sa recommandation en 2015, à la suite de graves cas d'invagination intestinale aiguë post-vaccinale. En outre, du fait de son prix (plus de 100 euros les deux doses), les analyses médico-économiques restaient mitigées sur l'intérêt d'une telle vaccination. Plusieurs pays d'Europe ont maintenu une vaccination généralisée des nourrissons : l'Allemagne, la Belgique, la Norvège, le Royaume-Uni ou encore l'Autriche.

Des enjeux très différents en fonction des régions

Dans les pays en développement, l'enjeu de cette vaccination est tout autre. Le manque d'eau potable et d'infrastructures hospitalières comme la promiscuité rendent ces infections autrement plus mortelles : les gastro-entérites à rotavirus sont ainsi la principale cause de mortalité infantile en Afrique subsaharienne et dans certains pays d'Asie. Elles seraient responsables de plus d'un demi-million de morts par an. La balance bénéfice/risque de cette vaccination apparaît donc largement favorable. Pour autant, jusque dans les années 2015, malgré l'aide de l'Alliance globale pour les vaccins et l'immunisation (GAVI), ces vaccins étaient difficilement accessibles dans ces pays : trop chers, ils nécessitaient des conditions de préservation par le froid parfois complexes à mettre en œuvre. Avec l'arrivée récente de nouveaux produits, moins chers et au conditionnement facilité, l'introduction de cette vaccination s'accélère dans ces régions. En 2019, 50 % des enfants de 1 an en Afrique et 37 % en Asie du Sud-Est avaient reçu une vaccination complète, contre environ 15 % en 2015. D'après GAVI, l'emploi des vaccins antirotavirus dans ces pays prévient chaque année 180 000 décès et 6 millions de consultations dans les dispensaires ou à l'hôpital.

LES INFECTIONS À PAPILLOMAVIRUS

Date du 1er vaccin 2006	**Types de vaccins** Vaccins à pseudo-particules virales
Combinaisons fréquentes –	**Adjuvant** Oui
Qui vaccine-t-on ? Adolescents	**Populations vulnérables** Femmes
Protection Individuelle et collective	**Obligatoire** Oui Non
Gravité Faible Modérée Forte	**Risque d'infection** Faible Modéré Fort

Le microbe et son mode de contagion

Près de deux cents types de papillomavirus (HPV) sont connus chez l'homme. Certains infectent la peau (mains et pieds) alors que d'autres infectent préférentiellement les muqueuses ano-génitales. Parmi ces derniers, certains entraînent une prolifération cellulaire conduisant à la formation de condylomes ou de verrues génitales (principalement les génotypes 6 et 11). D'autres, une vingtaine, fabriquent des protéines oncogènes qui peuvent, lorsque ces virus persistent plusieurs années dans les cellules, induire des cancers. Ce sont les HPV dits « à haut risque ». En France comme dans toute l'Europe, il s'agit essentiellement des génotypes 16 et 18.

La contamination se fait par contact sexuel, avec ou sans pénétration, lors de rapports vaginaux, anaux ou oraux. Le risque de contamination à la suite d'un contact sexuel est élevé, mais dans 90 % des cas, notre système immunitaire nous débarrasse de ces virus en quelques mois. Dans 10 % des cas, des papillomavirus à haut risque oncogène persistent et sont à l'origine de lésions dites précancéreuses une quinzaine d'années plus tard. Dans 0,3 % des cas environ, ces infections se traduisent au bout d'une trentaine d'années par un cancer du col de l'utérus.

Qu'est-ce que les infections à papillomavirus ?

Les infections à papillomavirus humain se manifestent le plus souvent par des excroissances et des lésions, sur la peau ou dans les régions génitales et anales. Toutefois, les HPV à haut risque, lorsqu'ils persistent dans l'organisme, peuvent provoquer différents cancers : majoritairement des cancers du col de l'utérus, mais aussi du vagin, de la vulve, de l'anus, du pénis, de la sphère oro-pharyngée ou encore de la cavité buccale.

Le cancer du col de l'utérus est reconnu comme étant attribuable, dans près de 100 % des cas, à une infection par un ou plusieurs papillomavirus. En France, près de 3 000 femmes développent un cancer du col de l'utérus et 1 000 femmes en meurent chaque année. Le taux de survie est actuellement de 63 % à cinq ans.

L'immunité naturelle après infection n'apparaît que faiblement protectrice et semble spécifique au type de HPV rencontré.

Lorsque les lésions du col de l'utérus sont repérées à un stade précoce, grâce à un dépistage organisé, il est possible de les traiter (par chirurgie, laser, cryothérapie). Néanmoins, ces interventions invasives peuvent entraîner pour la femme un surrisque obstétrical lors de futures grossesses. Le port d'un préservatif ne protège que partiellement d'une contamination.

Quels sont les vaccins utilisés ?

Il existe actuellement deux vaccins anti-HPV : Cervarix, dirigé contre les deux principaux virus oncogènes 16 et 18, et Gardasil, qui vise désormais 9 génotypes de HPV (sept souches oncogènes – 16, 18, 31, 33, 45, 52, 58 – et deux souches impliquées dans les verrues – 6 et 11). Ces vaccins contiennent des protéines de l'enveloppe de chacun des types de virus visés, produites par génie génétique : l'ADN codant pour ces protéines est introduit dans des cellules (de levures ou dérivées d'un insecte), qui fabriquent elles-mêmes cette protéine. Une fois purifiées, ces protéines vont ensuite former des enveloppes vides, appelées pseudo-particules virales (ou VLP pour *Virus-Like Particle*), spécifiques aux différents types de HPV. Ces pseudo-particules ne contiennent aucun ADN viral. Elles entraînent la production d'anticorps neutralisants dirigés contre les protéines de surface utilisées.
Dans les différents essais cliniques, ces vaccins ont présenté une efficacité d'environ 95 % contre les lésions précancéreuses liées aux souches pré-

sentes dans les vaccins chez les patientes n'ayant jamais été infectées auparavant. Mais qu'en est-il en condition réelle ? Après avoir passé en revue 65 articles sur la question, des auteurs anglo-canadiens concluent qu'après cinq à huit ans de vaccination avec le vaccin Gardasil, la prévalence de HPV 16 et 18 diminue en moyenne de 83 % chez les jeunes femmes de 13 à 19 ans ; celle des verrues génitales est quant à elle réduite de 67 % (la plupart des pays étudiés présentaient des couvertures vaccinales supérieures à 50 %). Quant aux lésions précancéreuses, leur diminution est estimée, en moyenne, à 51 %. Toutefois, en raison de la longueur du délai entre l'infection par les HPV oncogènes et la survenue d'un cancer, il est encore trop tôt pour juger de l'efficacité de ces vaccins contre l'incidence des différents cancers concernés.

Les effets indésirables les plus fréquents sont des douleurs musculaires, des maux de tête et des nausées. Une large étude française portant sur 2,2 millions de jeunes filles, dont 840 000 vaccinées, a également mis en évidence une augmentation de 1 à 2 cas de syndrome de Guillain-Barré (une paralysie des nerfs périphériques) pour 100 000 jeunes filles vaccinées. Plusieurs pharmacovigilances indiquent enfin de rares cas de

syndrome de tachycardie orthostatique posturale (POTS) et de syncope après le Gardasil 9 (fréquence indéterminée).
En 2019, 27,9 % des jeunes filles de 16 ans avaient reçu deux doses en France.

Pourquoi vacciner ?

L'enjeu principal de cette vaccination consiste à protéger les femmes contre le cancer du col de l'utérus. Les souches visées par Gardasil 9 sont en effet à l'origine d'environ 90 % des cancers du col de l'utérus et de 80 % des lésions précancéreuses. Toutefois, cette vaccination n'a de sens que si elle n'éclipse pas le dépistage, considéré comme plus efficace pour réduire la mortalité de ce cancer (mais qui n'a pas, quant à lui, la capacité de prévenir l'apparition d'éventuelles lésions précancéreuses). Autre enjeu : limiter la circulation de ces virus afin d'éviter d'autres cancers, qui ne font pas l'objet de dépistage, notamment les cancers de la sphère ORL (plus de 1 000 nouveaux cas chaque année) et les cancers de l'anus (350 cas par an).

Faut-il vacciner les garçons ?

Oui, a répondu la Haute Autorité de Santé en 2020. De fait, les garçons participent tout autant que les femmes à la propagation des papillomavirus. Et ils en souffrent également : sur les 6000 nouveaux cas de cancer dus aux papillomavirus qui surviennent chaque année en France, un quart touche les hommes. La plupart des pays riches ont ainsi décidé ces dernières années d'élargir cette vaccination aux garçons. Problème : la production n'est pas suffisante pour répondre à l'accroissement de la demande mondiale. C'est pourquoi l'OMS a appelé les pays riches à suspendre provisoirement ces nouvelles mesures afin de ne pas compromettre les programmes de vaccinations là où le besoin se fait le plus sentir : dans les pays en voie de développement, qui regroupent 83 % des nouveaux cas de cancer du col de l'utérus et où les programmes de dépistage sont le plus souvent inexistants.

LE COVID-19

Date du 1er vaccin 2020	**Types de vaccins** Multiples
Combinaisons fréquentes –	**Adjuvant** Dépend des vaccins
Qui vaccine-t-on ? Les plus de 12 ans	**Populations vulnérables** Les personnes âgées ou porteuses de comorbidité
Protection Individuelle et collective	**Obligatoire** Oui Non

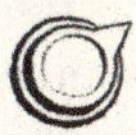

Gravité (> 65 ans)

Modérée

Faible Forte

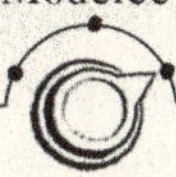

Risque d'infection

Modéré

Faible Fort

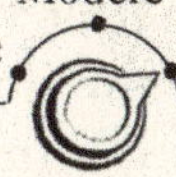

(en période de pandémie)

Le microbe et son mode de contagion

Fin 2019, un nouveau virus, le Sars-CoV-2, plus communément appelé coronavirus ou, du nom de la maladie afférente, Covid-19, est apparu dans la région de Wuhan, en Chine. Les coronavirus sont une grande famille de virus infectant les animaux. Ils provoquent chez l'homme des maladies allant d'un simple rhume (certains virus saisonniers sont des coronavirus) à des maladies graves comme le MERS-CoV ou le SRAS.

Bien qu'il soit un virus à ARN, donc supposé muter rapidement, le Sars-CoV-2 est relativement stable (beaucoup plus que la grippe ou le Sida, par exemple). Mais il n'est pas assez stable pour empêcher l'apparition de variants, dont certains, selon les mutations génétiques qu'ils portent, peuvent devenir plus contagieux ou plus mortels.

Ce virus pénètre dans notre organisme par le nez ou la bouche. Il parvient ensuite à se fixer, grâce à ses crochets appelés Spike, à la surface de nos cellules des voies respiratoires ou digestives, puis à y pénétrer. Une fois à l'intérieur de nos cellules, l'ARN du virus vient pirater les ribosomes, les usines qui traduisent l'ARN en protéines (voir p. 43-45). Résultat : au lieu de fabriquer les protéines de la cellule, ces ribosomes se mettent à produire en masse les différents constituants du virus, qui sont ensuite assemblés pour donner naissance, en quelques heures, à des millions de nouvelles particules virales. Une course contre la montre s'engage alors avec notre système immunitaire : s'il n'est pas assez rapide et efficace, ces particules virales poursuivent leur œuvre funeste, détruisant nos cellules en masse.

La contamination se produit par l'intermédiaire de gouttelettes respiratoires ou d'aérosols, émis lors de la parole, de la toux ou d'éternuements. Ces gouttelettes peuvent être aspirées ou ingérées. Par ailleurs, ce virus résiste plusieurs heures en milieu extérieur, d'où la possibilité d'une transmission manuportée. Enfin, des cas de contamination via les yeux ont également été rapportés.

La transmission du Sars-CoV-2 est actuellement inter-humaine. Certains animaux (chat, chien, vison, etc.) peuvent bien être porteurs du virus, voire malades, mais la transmission de l'animal vers l'homme semble rarissime (elle est plus fréquente de l'homme vers l'animal). Toutefois, la survenue de certains variants mieux adaptés à ce saut d'espèce pourrait changer la donne.

Qu'est-ce que le Covid-19 ?

La plupart du temps, l'infection passe inaperçue ou génère de faibles symptômes de type grippaux (fièvre, fatigue et toux). Selon les cellules touchées par le virus, une perte brutale du goût ou de l'odorat peut parfois être ressentie. Si l'estomac ou les intestins sont aussi infectés, une diarrhée ou des vomissements peuvent survenir. On a également rapporté d'autres symptômes, comme des maux de gorge, des céphalées, des douleurs musculaires ou articulaires, des frissons, des vertiges, des difficultés à respirer, des rhinites, des conjonctivites ou encore des éruptions cutanées. Plus rarement, des manifestations neurologiques, cognitives, cardiovasculaires, rénales, métaboliques, voire psychiatriques. Dans les formes les plus graves, l'apparition d'un syndrome de détresse respiratoire aiguë peut entraîner la mort, notamment chez les personnes plus fragiles en raison de leur âge ou de maladie chronique.

Ces symptômes peuvent se manifester soit d'emblée, soit plus d'une semaine après l'infection. Chez la plupart des personnes touchées, ces symptômes ne durent que quelques jours à deux semaines. Mais pour d'autres, des symptômes peuvent persister plusieurs mois. On parle alors de Covid long. Ainsi, entre 10 et 20 % des personnes infectées par le Covid-19, et entre 30 et 80 % de celles qui ont été hospitalisées, souffriraient encore de symptômes plusieurs mois après l'infection, selon certaines études. Toutefois, si la perte de goût ou de l'odorat durant plusieurs semaines sont des symptômes très spécifiques du Covid, les autres manifestations rapportées par les victimes (fatigue, faiblesses et douleurs musculaires, troubles de l'humeur, anxiété, palpitations) sont vastes et vagues, empêchant pour l'heure une définition consensuelle de ce syndrome.

Les taux de létalité diffèrent fortement en fonction de l'âge. Ainsi, le risque de mourir du Covid dépasse 2 % chez les plus de 65 ans, 15 % chez les plus de 85 ans, mais reste inférieur à 0,5 % chez les moins de 50 ans. L'émergence de nouveaux variants est cependant susceptible de chambouler ces statistiques. Par ailleurs, la présence de certaines comorbidités augmente le risque de développer des formes graves : diabète, obésité, cancers, bronchopneumopathie et insuffisance respiratoire, maladies hépatiques ou encore antécédent d'accident vasculaire.

Dans de très rares cas, les enfants peuvent développer un syndrome inflammatoire grave, appelé syndrome inflammatoire multisystémique pédiatrique (PIMS), quelques semaines après l'infection. Désormais reconnu et pris en charge plus rapidement qu'au début de la pandémie, ce syndrome présente une issue favorable pour la plupart des victimes. En France, entre le 1er mars 2020 et le 23 mai 2021, 563 cas ont été signalés, dont 230 ont été hospitalisés. Un enfant de 9 ans en est décédé.

À l'été 2021, aucun traitement n'avait encore fait la preuve de son efficacité. En revanche, certaines mesures d'hygiène s'avèrent efficaces pour limiter la transmission : se laver régulièrement les mains, éternuer et tousser dans son coude, respecter une distance d'au moins 2 mètres entre les personnes, porter un masque adapté en intérieur ou en cas d'interaction avec d'autres personnes. Autre mesure préventive simple : aérer régulièrement les locaux pour limiter la transmission par aérosols.

Quels sont les vaccins utilisés ?

Les vaccins anti-Covid développés en urgence en 2020 empruntent toutes les techniques existantes décrites p. 48-49, excepté les anatoxines et les vaccins conjugués, réservés aux bactéries. Les deux premiers vaccins autorisés en Europe étaient des vaccins dits à ARN messager : ils ne

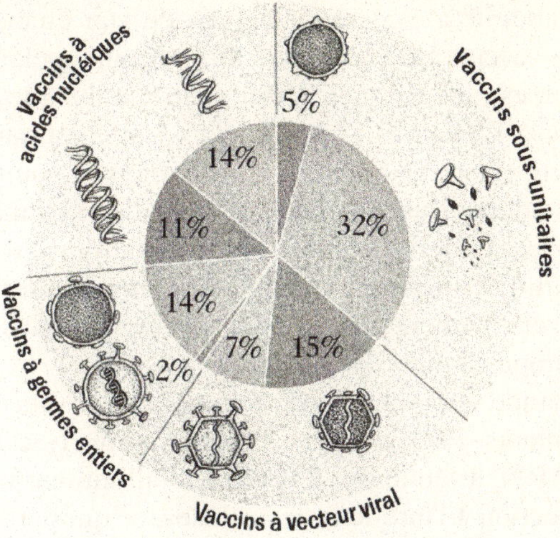

Les différents vaccins en phase d'évaluation chez l'homme (source OMS, avril 2021)

contiennent que quelques microgrammes d'ARN du virus, encapsulés dans des nanogouttes de lipide (voir p. 44-45). Il s'agit d'une technologie nouvelle, jamais autorisée pour un vaccin humain. Les vaccins à ARN semblent particulièrement bien adaptés pour répondre à une pandémie, car leur production est rapide et il est possible de les modifier en quelques mois à peine pour les adapter aux éventuelles mutations du virus. Cette pandémie a également permis de voir émerger des vaccins à vecteur viral, mis au point quelques années plus tôt pour lutter contre la dengue ou Ebola. Cette fois, l'ARN du Sars-CoV-2 est transporté à l'intérieur d'autres virus, inoffensifs, comme les adénovirus. On compte aussi des vaccins à germes entiers, notamment des vaccins inactivés. Enfin, beaucoup de vaccins sous-unitaires sont en développement. Aucun n'était encore approuvé en Europe au mois d'avril 2021.

Chaque approche a ses avantages et ses inconvénients. Par exemple, certains vaccins (vaccins à ARN, atténués ou à vecteur viral) imitent une infection à l'intérieur des cellules, ce qui permet de déclencher une immunité complète. D'autres (vaccins inactivés ou à sous-unités protéiques) ne peuvent imiter le processus naturel d'infection à l'intérieur des cellules ; ils sont plus orientés vers la seule production d'anticorps dans le sang. La plupart des vaccins sont proposés en injection, mais quelques-uns, encore en développement, explorent une voie orale ou nasale, ce qui présenterait l'avantage de susciter une réponse immunitaire dans les muqueuses, le point d'entrée du virus.

Il est extrêmement difficile de comparer les performances de ces vaccins à partir des données issues des essais cliniques, car les critères d'évaluation de l'efficacité diffèrent selon les laboratoires : les placébos ne sont pas les mêmes, les populations vaccinées non plus, les délais pour comptabiliser les cas de Covid diffèrent. Même la façon de recenser les cas de Covid n'est pas la même. En outre, selon les lieux et les périodes où sont réalisés les essais cliniques, différents variants du virus peuvent circuler, biaisant les résultats... Seules des comparaisons en vie réelle, avec plusieurs mois de recul, permettront d'apprécier les performances de ces différents vaccins.

D'après les premiers retours sur des millions de personnes vaccinées, les trois premiers vaccins approuvés en Europe (Pfizer/BioNTech, Moderna et AstraZeneca) atteignaient plus de 80 % d'efficacité pour réduire les cas graves et les décès. Leur durée de protection n'est pas encore connue, mais des études indiquent qu'ils perdent en efficacité après cinq à six mois. Les effets indésirables à court terme de ces vaccins semblent être les mêmes que ceux des autres vaccins (douleur au point d'injection, fatigue, maux de tête, fièvres). Difficile là aussi de comparer les vaccins entre eux, puisque, selon leurs indications, ils ne sont pas injectés aux mêmes populations (par exemple, le vaccin AstraZeneca est désormais recommandé aux plus de 55 ans, contrairement aux deux vaccins à ARN). Il se peut par ailleurs que les personnes auparavant infectées naturellement par le virus réagissent plus fortement au vaccin que les autres.

Dans le cas des vaccins à ARN, des réactions d'hypersensibilité, dont des chocs anaphylactiques, ont été rapportées : elles restent très rares (moins de 1 cas sur 100 000), mais leur fréquence semble plus élevée que pour la plupart des autres vaccins. Pour AstraZeneca, un risque augmenté de formes graves d'accidents thromboemboliques et hémorragiques a été observé, majoritairement chez des femmes de moins de 55 ans. Ces évènements sont très rares également : les données de pharmacovigilance les estiment à moins de 1 cas pour 100 000 injections. Des facteurs de risque pourraient expliquer ces effets secondaires graves (contraceptifs hormonaux, tabagisme, précédente infection au Sars-CoV-2, notamment). Par ailleurs, les effets indésirables dits « médicalement significatifs », qui nécessitent des arrêts de travail, voire des consultations médicales, semblent assez fréquents, notamment chez les moins de 50 ans vaccinés avec l'AstraZeneca.

Pourquoi vacciner ?

L'enjeu principal de cette vaccination en période pandémique est de soulager les services hospitaliers débordés par les cas de Covid. On distingue théoriquement deux approches pour répondre à cet enjeu. D'un côté, la protection individuelle directe. Il s'agit dans ce cas de vacciner les personnes vulnérables, risquant de mourir du Covid ou de développer des formes graves, donc essentiellement les personnes âgées ou présentant des facteurs de risque. Et de l'autre côté, la protection collective indirecte, qui vise quant à elle à casser les chaînes de transmission. Dans ce cas, ce sont les personnes les plus susceptibles de transmettre le virus, les fameux « super-propagateurs », qui sont prioritaires. Cela nécessite toutefois d'avoir identifié les individus ou les métiers les plus susceptibles de transmettre le virus. Et de disposer de vaccins qui réduisent bel et bien la transmission, ce qui semble être le cas avec les premiers vaccins autorisés en Europe.

Lorsque les doses de vaccins sont disponibles, l'idéal est de combiner les deux approches. Mais lorsque la production est insuffisante, des choix s'imposent. Qui vacciner en premier ? Pour quels objectifs ? Réduire le nombre de morts ou gagner

le plus d'années de vie ? Éviter les hospitalisations ou permettre à la vie économique de reprendre ? En démarrant la vaccination dans les Ehpad, la France visait d'abord à réduire le nombre de morts. En l'étendant aux plus de 75 ans et aux personnes les plus à risque, l'objectif était ensuite d'empêcher les services de réanimation d'être débordés. Puis, en proposant cette vaccination à tous les plus de 12 ans, il s'agissait de viser l'immunité collective (voir p. 9-10). Une ambition mise à mal par la propagation du variant Delta qui non seulement est beaucoup plus transmissible mais échappe aussi plus fréquemment aux vaccins : certaines personnes vaccinées peuvent tout de même être infectées et le transmettre.
La pertinence de ces choix évolue en fonction non seulement de l'épidémiologie, des autres solutions thérapeutiques, des caractéristiques des variants en circulation, mais aussi des facteurs économiques, des valeurs éthiques ou encore des priorités d'une nation.

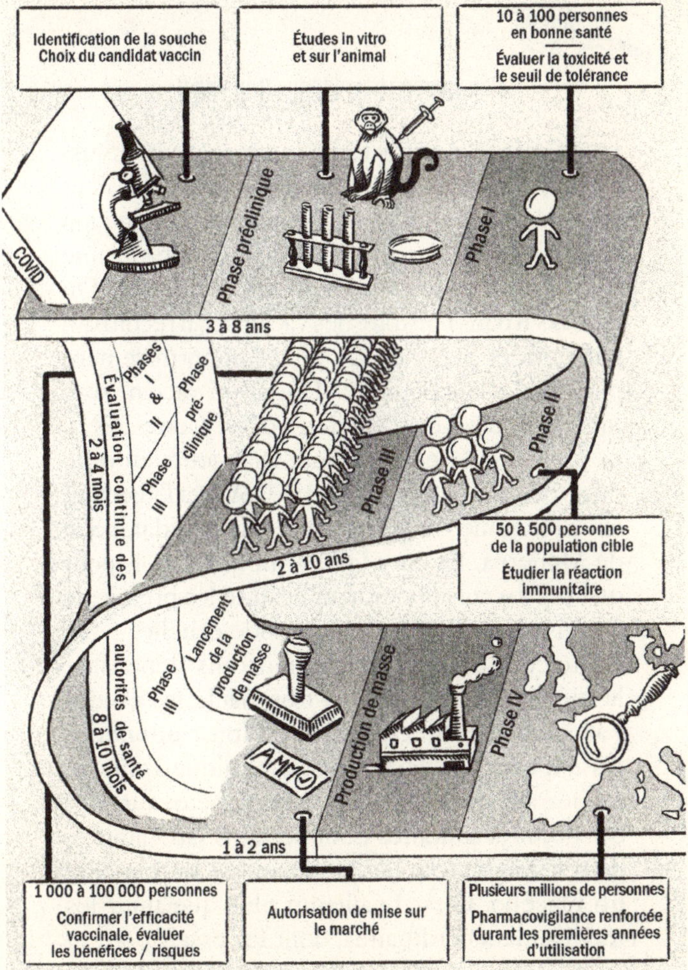

Les étapes de développement des vaccins,
en temps normal et en temps de Covid

Des vaccins développés trop vite ?

Un an après avoir caractérisé le nouveau virus Sars-CoV-2, pas moins de 272 vaccins candidats étaient recensés par l'OMS, dont 86 en phase d'évaluation chez l'homme. En avril 2021, déjà une dizaine d'entre eux étaient utilisés dans le monde. Du jamais vu dans l'histoire des vaccins. Un record qui paraît irréel quand on sait qu'il faut normalement plus de dix ans pour développer un vaccin, avec un risque d'échec d'environ 90 % ! Cette fois, il ne s'est écoulé que soixante-trois jours entre le décryptage du génome du Sars-CoV-2 et l'injection chez l'homme du premier vaccin candidat, celui de Moderna. Et il n'a fallu « que » dix mois pour que ces vaccins obtiennent ensuite les premières autorisations d'utilisation à grande échelle.

Cette course folle s'est-elle faite aux dépens de la qualité des vaccins ? A-t-on bâclé les études par excès de précipitation ? Non, répondent les experts. De larges essais cliniques ont été menés aux quatre coins de la planète, sur plus de 40 000 volontaires pour certains laboratoires, dont la moitié recevait le vaccin et l'autre moitié un placébo. C'est beaucoup plus que pour les médicaments ordinaires, dont les essais portent sur quelques centaines, au maximum quelques milliers, de volontaires. En parallèle, l'Agence européenne du médicament prend le temps d'éplucher, au fil de l'eau et dans les moindres détails, toutes les données disponibles sur ces vaccins avant de les autoriser. En temps normal, cette analyse se fait à l'issue des études et dure de longs mois (voir p. 205).

Au moment où certains pays ont commencé à les utiliser massivement, dès décembre 2020, force est de reconnaître que nous n'avions pas accumulé autant de niveaux de preuves, notamment d'innocuité, que pour les autres vaccins. Aujourd'hui, il en va tout autrement. Près de 2,5 milliards de personnes avaient reçu au moins une dose de vaccin anti-Covid dans le monde durant l'été 2021. Or, la plupart des pays ont mis en place un système de pharmacovigilance renforcé. La preuve : il a été possible de détecter des cas d'accidents thromboemboliques d'une fréquence inférieure à 1 pour 100000. En vérité, aucun médicament n'aura été aussi scruté que ces vaccins…

Mais au fond, la question n'est pas de savoir si ces vaccins sont sûrs. Aucun médicament n'est sûr à 100 %. Ce qui importe, c'est la balance entre les risques encourus d'un côté et les bénéfices attendus de l'autre. À l'échelle individuelle comme sociétale. À court terme, comme à long terme. Le Covid-19 aura paralysé durant de longs mois nos sociétés, emporté à tour de bras les personnes vulnérables et provoqué chez des millions d'autres des séquelles au long cours. À l'échelle collective, quand bien même ces vaccins révéleront petit à petit leurs défauts, le poids des bénéfices continuera à faire pencher la balance en faveur des vaccins. À l'échelle individuelle, il ne fait également aucun doute que la balance restera favorable chez les adultes. En revanche, plus on descend en âge, plus il sera difficile d'évaluer avec certitude cette balance. En France, d'après les données de Santé Publique France, le risque d'hospitalisation chez les 0-19 ans suite à une infection du Covid-19 est d'environ 1 pour 100 000. Le risque de se retrouver en soin critique se situe autour de 1 pour 1 million. Celui de développer un syndrome inflammatoire multisystémique pédiatrique (PIMS) a été évalué à 33 par million. En revanche, le risque de Covid long, difficile à estimer vu la diversité des symptômes (voir p. 196-197), pourrait quant à lui concerner entre 1 et 10 % des mineurs selon les études. À l'échelle individuelle, c'est le principal argument en faveur de la vaccination des jeunes. À l'échelle sociétale, les études restent encore contradictoires quant à l'impact d'une vaccination généralisée chez les mineurs sur la dynamique de l'épidémie. Cet impact dépend notamment des performances des vaccins face aux nouveaux variants du virus et de la transmissibilité de ces variants chez les jeunes. Par ailleurs, certains experts soulignent qu'à l'échelle internationale, la décision de lancer des campagnes de vaccinations à destination des adolescents et des enfants dans les pays riches alors que de nombreuses personnes vulnérables attendent encore leur première injection ailleurs dans le monde apparaît peu éthique et guère judicieuse en terme de nombre de vies gagnées…

Profil des vaccins les plus avancés contre le Covid

Voici les vaccins contre le Covid les plus avancés en avril 2021. Les données d'efficacité sont celles rapportées durant les essais cliniques de phase 3, contre les formes symptomatiques de la maladie, avec les variants de l'époque. Il n'est pas possible de comparer ces niveaux d'efficacité entre eux (voir p. 201). Les posologies sont celles annoncées lors de l'autorisation de mise sur le marché de chaque vaccin. Toutefois, une troisième dose est désormais proposée dans certains pays, notamment pour les personnes vulnérables.

Vaccin Moderna (ou mRNA-1273) Vaccin

Laboratoire(s) : Moderna. États-Unis.
Vaccin : à ARN.
Essais cliniques phase 3 : 30 000 participants, environ 94 % d'efficacité.
Posologie : deux doses (28 jours d'intervalle).
Conservation : 2 à 8 °C pendant 30 jours (-15 à -25 °C durant 7 mois).
Statut : Autorisé dans l'Union européenne.
Objectif de production pour 2021 : entre 600 millions et 1 milliard de doses.

Comirnaty (ou Pfizer, BNT 162b2)

Laboratoire(s) : BioNTech et Pfizer. Allemagne et États-Unis.
Vaccin : à ARN.
Essais cliniques phase 3 : 44 000 participants, environ 95 % d'efficacité.
Posologie : deux doses (21 jours d'intervalle).
Conservation : 2 à 8 °C pendant 5 jours, -15 à -25 °C pendant 2 semaines (-60 à -90 °C durant 6 mois).
Statut : Autorisé dans l'Union européenne.
Objectif de production pour 2021 : 2 milliards de doses.

Vaccin AstraZeneca (ou Vaxzevria, ChAdOx1-S)

Laboratoire(s) : Oxford et AstraZeneca. Royaume-Uni et Suède.
Vaccin : à vecteur viral non réplicatif.
Essais cliniques phase 3 : 24000 participants, environ 76 % d'efficacité.
Posologie : 2 doses (de 28 jours à 84 jours d'intervalle).
Conservation : 2 à 8 °C pendant 6 mois (ne se congèle pas).
Statut : Autorisé dans l'Union européenne.
Objectif de production pour 2021 : 3 milliards de doses.

Vaccin Janssen (ou Ad26.COV2-S)

Laboratoire(s) : Johnson & Johnson. États-Unis.
Vaccin : à vecteur viral non réplicatif.
Essais cliniques phase 3 : 44000 participants, environ 67 % d'efficacité.
Posologie : 1 dose.
Conservation : 2 à 8 °C pendant 3 mois (-25 à -15 °C durant 2 ans).
Statut : Autorisé dans l'Union européenne.
Objectif de production pour 2021 : 1 milliard de doses.

Vaccin Sputnik V (ou Gam-COVID-Vac)

Laboratoire(s) : Gamaleya. Russie.
Vaccin : à vecteur viral non réplicatif.
Essais cliniques phase 3 : 21977 participants, environ 92 % d'efficacité.
Posologie : 2 doses (avec deux vecteurs différents, 21 jours d'intervalle).
Conservation : 2 à 8 °C pendant 6 mois (-20 °C durant 2 ans).
Statut : En cours de révision par l'Agence européenne du médicament.
Objectif de production pour 2021 : 1,4 milliard de doses.

Vaccin Novavax (ou NVX-CoV2373, Covovax)

Laboratoire(s) : Novavax. États-Unis.
Vaccin : à pseudo-particules virales.
Essais cliniques phase 3 : 30 000 participants, environ 96 % d'efficacité.
Posologie : 2 doses (21 jours d'intervalle).
Conservation : 2 à 8 °C pendant 6 mois (-20 °C pendant 2 ans).
Statut : En cours de révision par l'Agence européenne du médicament.
Objectif de production pour 2021 : 1,2 milliard de doses.

Vaccin Curevac (ou CVnCoV)

Laboratoire(s) : Curevac. Allemagne.
Vaccin : à ARN.
Essais cliniques phase 3 : 36500 participants, en cours.
Posologie : 2 doses (29 jours d'intervalle).
Conservation : 2 à 8 °C pendant 3 mois.
Statut : En cours de révision par l'Agence européenne du médicament.
Objectif de production pour 2021 : 50 millions de doses.

Vaccin CoronaVac

Laboratoire(s) : Sinovac. Chine.
Vaccin : inactivé.
Essais cliniques phase 3 : 12688 participants, efficacité d'environ 50 %.
Posologie : 2 doses (28 jours d'intervalle).
Conservation : 2 à 8 °C pendant 1 an.
Statut : Utilisé en Chine et dans une trentaine d'autres pays (Amérique du Sud, Asie du Sud-Est, Afrique et Europe de l'Est).
Objectif de production pour 2021 : 2 milliards de doses.

Vaccin SinoPharm (ou BBIBP-CorV)

Laboratoire(s) : Sinopharm. Chine.
Vaccin : inactivé.
Essais cliniques phase 3 : 63 000 participants, efficacité d'environ 79 % (pas de publication disponible en mars 2021).
Posologie : 2 doses (21 jours d'intervalle).
Conservation : 2 à 8 °C.
Statut : Utilisé en Chine et dans plus de 50 pays.
Objectif de production pour 2021 : 1 milliard de doses.

Vaccin CanSino (ou Ad5-nCoV, Convidicea)

Laboratoire(s) : CanSino Biologics et Beijing Institute of Biotechnology. Chine.
Vaccin : à vecteur viral non réplicatif.
Essais cliniques phase 3 : 40 000 participants, efficacité d'environ 66 % (pas de publication disponible en mars 2021).
Posologie : 1 dose.
Conservation : 2 à 8 °C pendant 3 mois.
Statut : Utilisé en Chine et dans une dizaine d'autres pays, dont la Hongrie.
Objectif de production pour 2021 : 500 millions de doses.

Bharat Biotech (ou BBV152, Covaxin)Bharat

Laboratoire(s) : Bharat Biotech International Limited. Inde.
Vaccin : inactivé.
Essais cliniques phase 3 : 25 800 participants, efficacité d'environ 81 % (pas de publication disponible en mars 2021).
Posologie : 2 doses (21 jours d'intervalle).
Conservation : 2 à 8 °C.
Statut : Utilisé en Inde et dans une dizaine d'autres pays.
Objectif de production pour 2021 : 150 millions de doses.

SOURCES

Livres

Lise Barnéoud, *Immunisés? Un nouveau regard sur les vaccins*, Premier Parallèle, 2017, rééd. *Les Vaccins, la science et nous*, Flammarion, coll. «Champs», 2018.

Marc Daëron, *L'Immunité ou la vie. Essai sur l'immunité*, Odile Jacob, 2021.

Antoine Flahault, *Covid. Le Bal masqué*, Dunod, 2021.

Jean-Baptiste Fressoz, *L'Apocalypse joyeuse. Une histoire du risque technologique*, Seuil, 2012.

Jean-Baptiste Fressoz, *« La fin du monde par la science » : innovations, risques, régulations, de l'inoculation à la machine à vapeur, 1750-1850*, thèse de doctorat en Histoire et civilisations, 2009.

Romain Gherardi, *Toxic Story. Deux ou trois vérités embarrassantes sur les adjuvants des vaccins*, Actes Sud, 2016.

Annick Guimezanes et Marion Mathieu, *Vaccination : agression ou protection ?*, Inserm/Le Muscadier, 2015.

Lucie Guimier, *Approche géopolitique de la résistance aux vaccinations en France : le cas de l'épidémie de rougeole de 2008-2011*, thèse de doctorat en géopolitique, 2016.

Dr Marie-Paule Kieny, Pr Philippe Kourilsky et François Lassagne, *Doit-on se méfier des vaccins ?*, Coll. « Oui ou Non », Science & Vie / Télémaque, 2021.

Philippe Kourilsky, *Le Jeu du hasard et de la complexité. La nouvelle science de l'immunologie*, Odile Jacob, 2014.

Anne-Marie Moulin (dir.), *L'Aventure de la vaccination*, Fayard, 1996.

Anne-Marie Moulin, *Le Dernier Language de la médecine. Histoire de l'immunologie de Pasteur au Sida*, PUF, coll. « Pratiques théoriques », 1991.

Françoise Salvadori et Laurent-Henri Vignaud, *Antivax. La Résistance aux vaccins du XVIIIe siècle à nos jours*, Vendémiaire, 2019.

Sonia Shah, *Pandémie. Traquer les épidémies, du choléra aux coronavirus*, Ecosociété, 2020.

Patrick Zylberman, *La Guerre des vaccins*, Odile Jabob, 2020.

Le Guide des vaccins, *Science & Vie*, Hors Série n° 277, 2016.

Sites Internet / Revues

Mesvaccins.net : une précieuse plateforme d'informations sur l'ensemble des vaccins existants et les actualités vaccinales en France et dans le monde.

Prescrire : la revue médicale indépendante de l'industrie pharmaceutique et des organismes publics.

Santé Publique France : l'agence nationale où sont réunies des informations sur les maladies et autres déterminants de la santé (alcool, tabac, pollution…).

Vaccination Info Service : site de Santé Publique France sur les vaccinations.

Géodes - Santé Publique France : pour explorer et visualiser les données statistiques sur les maladies et les couvertures vaccinales en France.

Base de données publique des médicaments : où l'on accède à des informations sur les médicaments commercialisés ou ayant été commercialisés durant les deux dernières années en France.

Centres nationaux de référence pour la lutte contre les maladies transmissibles (CNR) : laboratoires spécialisés sur les différents agents infectieux où l'on retrouve les derniers bilans microbiologiques et épidémiologiques.

VaccinClic : site d'informations scientifiques sur les vaccins issu d'un travail de thèse.

Vidal : site d'actualité médicale qui regroupe également des fiches sur l'ensemble des médicaments disponibles en France.

Organisation Mondiale de la Santé : où l'on trouve des informations sur les maladies à l'échelle internationale.

Centralized Information System for Infectious Diseases (CISID) : donne accès à des statistiques sur plusieurs maladies infectieuses à l'échelle internationale.

Agence européenne du médicament : toutes les informations réglementaires sur les autorisations de médicaments (notamment les dossiers sur les différents vaccins anti-Covid).

Centre européen de prévention et de contrôle des maladies (ECDC) : système européen de surveillance des maladies transmissibles.

VigiAccess : base de données internationale des effets indésirables des médicaments.

La Haute Autorité de Santé : pour retrouver toutes les recommandations et avis en matière vaccinale, mais aussi des études et des veilles bibliographiques

L'Agence nationale de sécurité du médicament et des produits de santé : outre des actualités sur les produits de santé, le site de l'ANSM publie également les données de pharmacovigilance des vaccins contre le Covid-19

L'Observatoire du médicament : informations sur la consommation, les prix ou encore le nombre d'utilisateurs des médicaments commercialisés en France.

EudraVigilance : base de données européenne des rapports d'effets indésirables susceptibles d'être liés à des médicaments.

Signalement-sante.gouv.fr : pour signaler soi-même un effet indésirable lié à un vaccin ou un médicament.

Lapipette.com : site d'un chercheur où vous trouverez des fiches mises à jour sur les différents vaccins anti-Covid.

TABLE DES MATIÈRES

Collection
Carnets parallèles

Joëlle Zask, *Face à une bête sauvage.*

Olivier Haralambon, *Comment lire des livres qu'on ne comprend pas.*

Gil Bartholeyns et Manuel Charpy, *L'Étrange et Folle Aventure du grille-pain, de la machine à coudre et des gens qui s'en servent.*

Mikaëla Le Meur, *Le Mythe du recyclage.*

Graphisme de la collection : Maya Palma
Composition : Céline Jézéquel
Correction : Marie-Édith Chauveau

Achevé d'imprimer par Corlet, 14110 Condé-en-Normandie
N° d'imprimeur : 21090027 - Dépôt légal : septembre 2021 – *Imprimé en France*